ANTIOXIDANTES

MARIZA SNYDER Y LAUREN CLUM

ANTIOXIDANTES

ALIMENTOS Y RECETAS ANTIEDAD

terapiasverdes

Argentina – Chile – Colombia – España
Estados Unidos – México – Perú – Uruguay

Título original: *The Antioxidant Counter – a Pocket Guide to the Revolutionary ORAC Scale for Choosing Healthy Foods*
Editor original: Ulysses Press, Berkeley, California, EE UU
Traducción: Victoria Simó

1.ª edición Enero 2021

ISBN: 978-84-16972-81-4
E-ISBN: 978-84-17981-66-2
Depósito legal: B-21.009-2020

Fotocomposición: Ediciones Urano, S.A.U.
Impreso por: Rotativas de Estella – Polígono Industrial San Miguel
Parcelas E7-E8 – 31132 Villatuerta (Navarra)

Impreso en España – *Printed in Spain*

Dedicamos este libro a nuestros pacientes del Specific Chiropractic Center, que tanto nos han enseñado. Ellos son el motor y la inspiración de esta obra.

ÍNDICE

INTRODUCCIÓN

Como quiroprácticas, nuestro trabajo consiste en ayudar a los pacientes a recorrer ese camino, con frecuencia peliagudo o, cuando menos confuso, que conduce a la salud y al bienestar. Durante los años que llevamos trabajando con pacientes, hemos advertido algunas particularidades que nos han llamado la atención, dos de las cuales destacan por encima de las demás. En primer lugar, resulta sorprendente la cantidad de gente que padece dolor crónico, hipertensión, cardiopatías, cáncer y otras dolencias crónicas y degenerativas. En segundo, pocas personas son conscientes de la gran influencia que tienen sus decisiones diarias en su estado de salud general.

Uno de los aspectos que mejor podemos controlar guarda relación con aquello que ingerimos a diario. Por desgracia, en este mundo ajetreado, muchas personas consumen poco menos que basura de manera habitual, en forma de alimentos procesados y de comida rápida. En nuestras sociedades modernas los comestibles industriales son la norma mientras que los alimentos naturales, ricos en antioxidantes, constituyen la excepción. A pesar de la gran cantidad de mercados y productos frescos que tenemos a nuestro alcance, la mayoría de gente ignora cómo escoger y preparar platos variados con frutas y verduras biológicas, ricas en antioxidantes. Muchos ni siquiera sabrían decir cuáles de los alimentos que se pueden comprar en cualquier frutería son los más saludables, e ignoran qué son los antioxidantes o la capacidad que poseen de transformar su cuerpo.

Somos conscientes de que muchas personas desearían llevar una alimentación más sana, pero necesitan algún tipo de orientación que les permita tomar mejores decisiones en lo concerniente a su salud. Con esa idea en mente, empezamos a confeccionar listas de los denominados «superalimentos» (véase página 42), junto con recetas y sugerencias nutricionales que ayudasen a nuestros pacientes a alimentarse de manera más saludable, no solo como apoyo a procesos de sanación sino también para potenciar su salud y su vitalidad a largo plazo. Ahora que hemos traspasado las paredes de nuestras consultas, nuestra intención sigue siendo la misma: simplificar la decisión de comer bien ofreciendo información nutricional clara y concreta que cualquier persona pueda consultar a diario.

Aspiramos a que uses este libro como guía para una vida y una alimentación saludables. Nos hemos propuesto el objetivo de ayudarte a entender la escala de «capacidad de absorción de radicales de oxígeno» (ORAC*, por las siglas en inglés) y proporcionarte un conocimiento práctico acerca de los antioxidantes y los abundantes beneficios de los alimentos naturales. La gran mayoría de los nutrientes esenciales que todos necesitamos a diario se encuentran en los produc-

---

* ORAC. En inglés: Oxygen radical absorbance capacity.

tos (en particular frutas, verduras y hierbas aromáticas) citados en esta obra. El formato está pensado para que cuentes con un material de referencia sencillo y manejable, que te permita escoger alimentos frescos, ricos en antioxidantes, cuando vayas al mercado y al supermercado. Esos comestibles te proporcionarán un marco para prevenir y combatir las enfermedades crónicas.

En capítulos posteriores ahondaremos en el significado de la escala ORAC. De momento, debes saber que la unidad ORAC, o valor ORAC, ofrece un método para medir la capacidad antioxidante de diversos alimentos. La escala se emplea principalmente con el fin de establecer qué productos pudieran ser más beneficiosos. Consultando esta guía, podrás identificar rápidamente aquellos que se consideran mejores para la salud (es decir, cuáles combaten mejor esas moléculas perjudiciales y generadoras de enfermedades conocidas como radicales libres) y aprenderás a utilizar su capacidad antioxidante.

1
¿QUÉ DEBERÍA COMER?

Una de las preguntas que nuestros pacientes nos formulan con mayor frecuencia es: «¿Y qué debería comer?» No nos sorprende, habida cuenta de la cantidad de información contradictoria que existe sobre nutrición y dieta. Un día te enteras de que las grasas son sumamente perjudiciales para la salud general, por cuanto provocan cardiopatías y enfermedades crónicas. Al siguiente te dicen que los productos «bajos en grasas» son dañinos a causa de los conservantes y el azúcar refinado que contienen. La nutrición se ha convertido en un paisaje confuso, plagado de discordancias acerca de lo que es saludable y lo que no. Resulta comprensible que la opinión pública esté tan desorientada.

Los consejos nutricionales contradictorios proceden de fuentes diversas —médicos y otros profesionales de la salud, medios de comunicación, libros de dietas varias, iniciativas gubernamentales y grandes corporaciones alimentarias—, todos los cuales esgrimen términos como «bajo en grasas», «omega 3», «antioxidantes», «alto en fibra» o «sin gluten» para vender productos o explicar en qué consiste la nutrición. ¿Qué significa todo eso? ¿Cómo saber qué comer entre tantos argumentos complicados relativos a la salud, a menudo falaces o nocivos?

A lo largo de los años, se han realizado abundantes investigaciones en torno al tema de la alimentación saludable y las dietas nutricionalmente beneficiosas. Y el conjunto de la sociedad fue descubriendo que no siempre sabía lo que significa alimentarse bien. Productos que creíamos beneficiosos se revelaron saturados de aditivos y sustancias dañinas, mientras que otros, antes considerados perjudiciales, resultaron ser esenciales para el buen funcionamiento del organismo. Vista la avalancha de información en conflicto, nosotras, en cuanto que profesionales de la salud, empezamos a entender por qué tantos pacientes acababan frustrados al comprobar que ganaban peso y enfermaban a pesar de estar siguiendo consejos alimentarios que creían adecuados. Nos dimos cuenta asimismo de que nuestros pacientes, y el público en general, buscaban un remedio mágico para evitar la obesidad, las cardiopatías y otras afecciones como el cáncer, la diabetes tipo 2 y la fatiga crónica.

Si bien las panaceas no existen, hemos encontrado interesantes datos y hechos relativos a la nutrición, la dieta y la salud que nos gustaría compartir. Hemos aprendido que la solución no consiste en comer menos cantidad de tal nutriente o más de tal otro. No radica en separar moléculas para extraer el máximo partido de un elemento en concreto. En realidad, el secreto de una alimentación sana es mucho más sencillo que todo eso. Ahora sabemos que la mejor manera de potenciar la salud es comer comida real. No podría ser más fácil, ¿verdad? Albergamos la esperanza de que, tan pronto como los individuos entiendan qué les hace engordar y enfermar, estarán dispuestos a poner en práctica los cambios necesarios y adoptarán a una alimentación más natural.

En nuestra sociedad predomina la dieta occidental, o el patrón alimentario occidental, que consiste en alimentarse a base de comidas procesadas, carne, grasas y azúcar. Y, deliberadamente o no, esta dieta incluye también conservantes, aditivos, hormonas e ingredientes genéticamente modificados que el cuerpo humano es incapaz de metabolizar de manera adecuada, en el mejor de los casos. Los investigadores han descubierto que las personas que siguen este tipo de dietas acaban por desarrollar enfermedades crónicas: obesidad, enfermedades cardiacas, diabetes y cáncer. En las poblaciones occidentales, de las diez causas principales de mortalidad relacionadas con la salud, cinco son enfermedades crónicas directamente asociadas a la alimentación. La dieta está provocando graves problemas de salud en las naciones desarrolladas y acaba con la vida de millones de personas cada año.

Es comprensible, pues, que tantos de nosotros estemos ansiosos por saber qué debemos comer. Todos conocemos a alguien que ha fallecido a causa de un infarto o de cáncer. Señalamos a la genética como culpable, pero ese argumento ya no se sostiene. A estas alturas, las naciones posindustriales tendrían que dejar de obsesionarse por crear alimentos procesados más sanos y tomar la decisión de renunciar a ellos por completo. Igualmente, como individuos, deberíamos empezar a cambiar de hábitos. Cada vez está más claro que la dieta occidental no allana el camino a la salud; siembra el terreno para la enfermedad.

La alimentación de tipo industrial ha sustituido la dieta tradicional, compuesta por cientos de productos de la huerta, por otra basada en unos pocos ingredientes: maíz, arroz, soja y trigo procesados. Y si bien estos productos no son malos de por sí, han acabado por volverse perjudiciales por culpa de las tremendas transformaciones a las que son sometidos. Estos cuatro ingredientes han llegado a erigirse en los grandes pilares de la dieta en los Estados Unidos y otros países desarrollados. La soja y el maíz abarcan de un tercio a dos tercios de lo que comemos a diario. Los productos fabricados a base de estas dos únicas plantas saturan nuestra mesa. Si abres tu despensa en este momento y miras los ingredientes de una caja de cereales, es probable que la soja y el maíz aparezcan en la lista dos o tres veces, seguramente más. Los hemos adoptado como principal fuente de alimento por diversas razones, empezando por la proliferación de la comida rápida. La producción, la manipulación y la distribución de la soja y el maíz resultan sencillas. Son productos baratos y constituyen opciones cómodas para las familias ajetreadas. Además, se pueden reforzar nutricionalmente con las vitaminas y losminerales que pierden en los procesos de transformación. Y si bien todo ello nos puede parecer lógico y conveniente, la realidad es que una alimentación tan limitada, basada en el monocultivo, nos está matando en silencio.

No olvidemos el más procesado y refinado de todos los carbohidratos: el azúcar. El mayor cambio en la dieta occidental de las últimas décadas ha sido el consumo cada vez más elevado de azúcar. Si añades glúcidos a productos basados en el maíz y la soja, resulta que los azúcares constituyen del 50 al 75 por ciento de la dieta diaria estadounidense. El resto consiste en carnes procesadas, grasas y apenas unas cuantas frutas y verduras. A tenor de la inmensa cantidad de carbohidratos refinados que se consumen, a nadie debería extrañarle que la obesidad y las enfermedades crónicas no dejen de aumentar.

Los hidratos de carbono refinados poseen escaso valor nutritivo; carecen de fibra, así como de las vitaminas y los minerales esenciales que el cuerpo humano necesita para realizar sus funciones. Esta deficiencia nos lleva a comer todavía más, cada vez que el organismo acusa la falta de estos nutrientes tan importantes. Así pues, consumir calorías vacías nos empuja cuesta abajo y sin frenos, por cuanto induce al metabolismo a seguir ingiriendo calorías de escaso valor nutricional. En occidente, el consumo generalizado de alimentos refinados tiene como resultado unos metabolismos alterados, incapaces de procesar la enorme cantidad de azúcares consumidos, cuya consecuencia directa son la diabetes tipo 2 y la obesidad. Puesto que las generaciones más jóvenes llevan alimentándose de ese modo desde la infancia, podríamos encontrarnos con que los niños nacidos en nuestra época acaben muriendo de enfermedades crónicas antes que sus padres.

Por fortuna, sigue habiendo lugares en el mundo donde los ingredientes procesados no han invadido las granjas, las fábricas, los supermercados y los hogares. Algunas poblaciones, como sucede en Chile, Australia, Groenlandia o Japón, todavía consumen una gran variedad de productos tradicionales que pasan de generación en generación. Estas sociedades muestran una incidencia significativamente inferior de diabetes tipo 2, cardiopatías y cáncer. Es interesante advertir que existe un gran abanico de dietas tradicionales, incluidas algunas altas en grasas o ricas en proteínas, lo que demuestra hasta qué punto el ser humano es adaptable. Podemos deducir de ello que no se puede hablar de un modelo alimentario ideal, superior al resto en términos de salud. En cambio, una alimentación basada en productos procesados y nutricionalmente pobres será perjudicial en todos los casos. A lo largo de las últimas décadas, la industria alimentaria occidental ha conseguido transformar una dieta clásica, fresca e integral, en otra procesada que nos enferma. Y también llama la atención que, en una época de enormes avances médicos y tecnológicos, muchos de los cuales se han llevado a cabo en los Estados Unidos, esta nación destaque como una de las sociedades desarrolladas más enfermas del mundo.

De modo que, cuando los pacientes formulan la inevitable pregunta: «¿Qué debería comer?», y nosotrosles decimos: «comida real», por lo general nos miran como si hubiéramos perdido un tornillo o pensaran que no han oído bien. Entonces, ¿lo que estaban comiendo hasta ahora no era comida de verdad? Ante su desconcierto, les explicamos qué es comida real y qué no lo es. Buena parte de lo que compramos en el supermercado, les decimos, no se puede considerar «alimento». Alrededor de 20.000 productos procesados nuevos van a parar cada año a los pasillos de los supermercados para remplazar lo que antes era comida real. Desde la compota de manzana hasta el arroz instantáneo, pasando por el beicon envasado o las salchichas de tofu, los falsos alimentos llevan décadas expandiéndose por los estantes del supermercado disfrazados de comida de verdad. A continuación les aclaramos que la comida real son los productos frescos, tal y como nos los proporciona la naturaleza, los mismos que puedes imaginar en su estado original y también los procedentes de la tierra. Son los alimentos que no sufren un proceso de transformación y cuyo envase revela un máximo de tres a cinco ingredientes. La comida real no afirma ser algo que no es; no necesita proclamar sus virtudes. ¿Cuándo has visto un adhesivo que anuncie «sin gluten» en un tomate? Los alimentos auténticos no ocupan los pasillos centrales ni la sección de congelados del supermercado.

Identificar los comestibles procesados resulta peliagudo porque están por todas partes: en los supermercados, en las tiendas de conveniencia, en los restaurantes, en los comedores escolares y en nuestros hogares. Y no solo se multiplican como setas, sino que la mayoría de los productos vacíos de nutrientes se disfrazan con gran inteligencia de verdaderos alimentos. Numerosos comestibles envasados se anuncian como saludables, baratos, de fácil preparación y auténticos; algo que podrías llegar a creer hasta que miras la lista de ingredientes. Todos conocemos los cereales que proclaman reducir el colesterol o contribuir a la pérdida de peso. Algunos incluso plantean retos de salud y adelgazamiento en el envase. Sin embargo, estos productos contienen conservantes y sucedáneos como sirope de maíz alto en fructosa, butilhidroxitolueno y almidón de maíz transgénico. Los cereales que incluyen ingredientes industriales, como tantos productos que se alinean en los estantes del supermercado, no son comida de verdad; son sustancias artificiales y procesadas que imitan a los verdaderos alimentos.

El procesamiento industrial afecta incluso a los productos que proceden directamente de la naturaleza. Tomemos el caso de la leche, por ejemplo. Buena parte de la leche que consumimos procede de vacas criadas en granjas industriales y alimentadas con maíz y soja transgénicos, a las que además se les administran hormonas y antibióticos. Una vez extraída, se despoja a la leche de sus nutrientes naturales para reforzarla después con otros. No podemos afirmar que la leche sea un alimento natural si tenemos en cuenta todos los procesos a los que se ve sometida. La leche que bebemos en la actualidad no se parece a la que bebían nuestros abuelos; su contenido en grasa y vitaminas difiere de aquella, e incluso posee un plazo de expiración más largo.

Puesto que muchos de los productos naturales están procesados hoy día, es difícil saber cuáles comprar si no tienes claro qué buscar. En el clima alimentario reinante, la gente que desea llevar una dieta sana tiende a buscar un nutriente en particular —ya sea para evitarlo, ya para consumirlo en mayor cantidad— con el fin de lograr un resultado determinado. Esta mentalidad no conduce a una alimentación saludable. En vez de eso, proporciona a las grandes corporaciones un campo abonado para disfrazar productos altamente procesados de comestibles saludables mediante la estratagema de resaltar los «nutrientes» añadidos. Sustancias como antioxidantes, omega 3 y fibra se inyectan en comestibles artificiales para incitar a su compra. Sin embargo, su presencia no torna el producto o la dieta más sanos; todavía se están haciendo pasar por algo que no son. Todas estas maniobras no constituyen sino inteligentes estrategias de marketing y no tienen nada que ver con unos hábitos alimentarios saludables. Y por más que esos alimentos vayan incorporando los nutrientes que están de moda, la mala salud y la obesidad siguen en aumento. Los niños continúan ganando peso y desarrollando diabetes antes de los 15. La gente no deja de tomar medicación para la hipertensión y otras enfermedades crónicas. Y la frustración se torna cada vez mayor. Sin duda tiene que haber una manera mejor de vivir y de alimentarnos.

Es importante aprender a identificar la comida real y alejarse del modelo occidental. Básicamente, como sociedad, tenemos que retroceder en el tiempo, volver a nuestras raíces y empezar a fijarnos en aquellos elementos de los que extraíamos el sustento en el pasado: la naturaleza y el mundo vegetal. También deberíamos dar un paso atrás y redefinir nuestras ideas de alimentación y salud. Recuerda, centrarnos en una sustancia determinada con el fin de lograr un resultado concreto únicamente servirá para animar a las empresas alimentarias a seguir reemplazando la comida real por sucedáneos basados en la fragmentación de nutrientes. Es esta mentalidad, precisamente, la que nos está causando problemas. En cambio, podemos tomar decisiones alimentarias positivas y sanas, teniendo en cuenta lo que comemos, cómo lo ingerimos y de dónde procede.

Este nuevo modo de plantearse la alimentación, la salud, la cultura y el entorno requiere cierta inversión de esfuerzo, tiempo y dinero. Muchos hemos adoptado el hábito de consumir productos procesados, típicos de la dieta occidental, porque se adquieren con facilidad, resultan económicos y son fáciles de preparar. La comida rápida no procede únicamente de las hamburgueserías. La experiencia demuestra que preparar comida real exige más tiempo y dinero, pero también nos reporta más salud. Numerosas poblaciones en todo el mundo siguen llevando dietas tradicionales. En algunos países, la gente compra carne y productos frescos casi a diario, dedica tiempo en casa a elaborar y cocinar los platos y, en consecuencia, está significativamente más sana y disfruta de mayor calidad de vida. Tenemos que recuperar y adoptar hábitos alimentarios tradicionales y regresar a una época en la que comprar y preparar las comidas y disfrutar de ellas se consideraban actividades vertebradoras de la vida diaria.

Según empiezas a evolucionar hacia una dieta más sana, recuerda que alimentarse de manera saludable consiste en consumir productos frescos, naturales e integrales, procedentes de una buena tierra. Mediante esos sencillos cambios, recuperarás el control de la salud. Aprender a comer bien es tan fácil como sencillos son los ingredientes que requiere. Recuerda que una manzana es un alimento natural; la compota, el zumo y los chips de manzana no lo son. Si la lista de ingredientes que aparece en un envase es larga y complicada, sustituye el producto por algo simple como una manzana o prepara una comida que consista en una combinación de ingredientes, como pueda ser una ensalada de hortalizas frescas. Los productos frescos y biológicos de proximidad serán la mejor opción porque crecen en un suelo rico en vitaminas y minerales. Si te cuesta encontrar productos biológicos, cómpralos frescos y enjuágalos a conciencia para retirar las impurezas. Alimentarse de manera sana tan solo requiere adoptar unos cuantos pasos sencillos con regularidad.

En cuanto a lograr cambios culturales y sociales relativos a la dieta, podríamos empezar por dar prioridad a los platos preparados en casa, compartidos con amigos y familia. Cuando comemos en un restaurante carecemos de control sobre el tamaño de las porciones, los ingredientes o la preparación de los alimentos. Si cocinamos en casa recuperamos el poder de elección. Guisar requiere ir a la tienda a comprar alimentos naturales y nutritivos. También reúne a las personas en torno a la mesa, un gesto que influye enormemente en nuestros hábitos alimentarios. Cuando comemos solos, tendemos a escoger productos menos saludables y a consumir raciones más abundantes. Es importante reunirse en torno a la mesa con amigos y familia, no solo porque así aprendemos a disfrutar de la experiencia de comer juntos, sino también porque las porciones acostumbran a ser menores. Igualmente, sentarse a comer nos enseña a saborear los alimentos con más calma y a deleitarnos con los platos saludables. Como sociedad, estamos acostumbrados a comer deprisa, sobre la marcha o mirando la televisión. Cuando antes abandonemos esos hábitos, más contribuiremos a la salud de nuestros corazones, mentes y cuerpos. Alimentarnos conscientemente es beneficioso para nosotros, porque nos induce a dedicar más tiempo a las comidas a la vez que aumenta el disfrute.

Seguir las recomendaciones de este libro empleando la escala ORAC constituye una manera fantástica de dar el salto hacia una alimentación saludable. Igualmente, te facilitará el proceso de hacer la compra y preparar de la comida. El libro está diseñado para que puedas llevarlo a la tienda y usarlo a la hora de escoger frutas y verduras naturales, especialmente aquellas que rebosan propiedades antioxidantes. Las recetas que proponemos dan prioridad a los ingredientes frescos y ofrecen maneras deliciosas de introducir más antioxidantes y productos de mercado en tu dieta. Te animamos a buscar recetas adicionales, parecidas a las que contiene este libro, o a sustituir con alimentos sanos algunas platos menos saludables que tal vez formen parte de tu menú. Por encima de todo, recuerda que comemos para nutrir el cuerpo y potenciar el bienestar.

2

ANTIOXIDANTES

Últimamente, los antioxidantes, elementos clave para la salud del organismo, copan todas las informaciones sobre alimentación saludable y, por fortuna para nuestra sociedad, se han erigido como la tendencia nutricional por antonomasia. En cuanto que consumidores, nos han explicado que debemos ingerir ciertos alimentos porque son ricos en antioxidantes, importantes para combatir los radicales libres y prevenir enfermedades como el cáncer, la diabetes tipo 2 y el síndrome de fatiga crónica El público ha apostado ciegamente por productos como el zumo de granada y los arándanos azules con el fin de asegurarse su dosis de antioxidantes, sin saber qué efecto tienen en realidad dichos nutrientes en el cuerpo. Y si bien nosotros, como profesionales de la salud, estamos encantados de que la gente coma más frutas y verduras para ingerir antioxidantes, consideramos igual de importante explicar que los vegetales tienen otras funciones en el cuerpo además de impedir que los radicales libres saturen los órganos y las células. De hecho, si incluimos abundantes alimentos ricos en antioxidantes en las recomendaciones dietéticas que ofrecemos a nuestros pacientes, se debe principalmente a que son estos productos, precisamente, los que nos ofrece la naturaleza y constituyen la base de una vida más sana y sostenible.

Por lo general, a las personas nos resulta más fácil introducir cambios en la rutina cuando entendemos por qué son importantes. Debido a ello, ofrecemos a continuación una breve descripción de los principales antioxidantes y su función en el cuerpo. De ese modo entenderás mejor las razones por las que deberías ingerir alimentos ricos en antioxidantes a diario. Según vayas descubriendo los pormenores de cada uno, no debes perder de vista la idea global: los antioxidantes se cuentan entre las sustancias que mejor combaten la enfermedad porque protegen el cuerpo de los factores de estrés que lo agreden a diario y que, de no ser por estas supermoléculas, causarían estragos en las estructuras celulares que nos mantienen con vida.

La función principal de los antioxidantes consiste en interceptar a los radicales libres antes de que dañen al organismo. Los radicales libres son una consecuencia directa del oxígeno. Durante el metabolismo aerobio, cada una de las células del cuerpo utiliza oxígeno para generar energía y poder realizar sus funciones. Igual que la madera produce humo al arder, el cuerpo genera un subproducto conocido como «oxidantes radicales libres» o «radicales libres», cuando la célula quema el oxígeno. Estos peligrosos subproductos del oxígeno perjudican a los elementos celulares del organismo al interaccionar con las moléculas que se encuentran en el interior y alrededor de la célula. Un radical libre que se desplaza por el cuerpo busca otra molécula para unirse a ella. Por desgracia, cuando el encuentro se produce, se rompen las paredes celulares, saltan fragmentos de ADN o se altera la composición química de las estructuras celulares. Si este daño, que *a priori* parece insignificante, se produce millones de veces por segundo, el organismo se enfrenta a un desastre en potencia. Con el tiempo, la destrucción celular envejece el cuerpo y provoca procesos que desembocan en enfermedades. Los antioxidantes detienen la cascada negativa de acontecimientos y por eso es tan importante que cuentes siempre con unos niveles adecuados de este tipo de nutrientes en el organismo, con el fin de garantizarte la protección necesaria.

La formación de radicales libres en el cuerpo es un proceso normal; se generan a consecuencia de la respiración. Sin embargo, los siguientes factores contribuyen a una producción excesiva de estas nocivas moléculas.

❦ **ESTRÉS:** los estresores físicos, químicos y emocionales son enemigos silenciosos que tienen un papel muy importante en la formación de radicales libres y el daño que provocan. El estrés en sí mismo no es bueno ni malo; simplemente, se produce. El problema está en la reacción del cuerpo al estrés, que no siempre es positiva. Así pues, la gran cantidad de estresores a los que nos enfrentamos en el mundo moderno favorece la aparición de enfermedades, a causa de los daños crónicos que sufren las estructuras orgánicas y celulares. El estrés generado por las presiones diarias derivadas del trabajo, las finanzas y la familia activa el sistema nervioso simpático, encargado de la reacción de «huida o lucha». Dicho mecanismo de defensa provoca que la sangre, en lugar de irrigar los órganos internos, se desvíe hacia las extremidades a la vez que quemamos una gran cantidad de energía para tener la capacidad de luchar o escapar. En principio dicha reacción debería ser temporal, por cuanto el cuerpo no está diseñado para sostenerla durante periodos largos. Sin embargo, el estrés crónico mantiene al organismo en estado de alerta de manera constante. Inicialmente, la inflamación aparece para combatir los efectos de un estrés sostenido.

La inflamación es la respuesta natural del cuerpo a una infección o una herida, y todas las reacciones inflamatorias van acompañadas de liberación de radicales. El estrés crónico, que puede provocar inflamación en los órganos, las articulaciones y los vasos sanguíneos, incrementa pues la presencia de radicales libres, los cuales a su vez producen más inflamación. Este círculo vicioso conduce a una espiral desatada y tiene la culpa de numerosas enfermedades crónicas. El incremento en la producción de radicales libres que aparece con el estrés y la inflamación disminuye asimismo la función del sistema inmunitario en el organismo. Eso explica que la tendencia a caer enfermo sea mayor en presencia de unos niveles de estrés elevados y prolongados en el tiempo. Si tu cuerpo experimenta estrés crónico (físico, emocional o químico), sufres inflamación crónica. La hipertensión y la artritis constituyen ejemplos notables de esta espiral inflamatoria.

❧ **POLUCIÓN Y CONTAMINACIÓN PRODUCIDA POR EL TRÁFICO:** la contaminación es un estresor químico directamente relacionado con el estilo de vida de los países desarrollados. En lugar de respirar oxígeno, inhalamos monóxido de carbono y ácido hidroclórico, que incrementan la presencia de radicales libres en el cuerpo. Los humos de los coches irritan el organismo y contribuyen a la inflamación crónica, lo que a su vez aumenta la producción de citosinas. Una hiperproducción de citosinas favorece las enfermedades inflamatorias crónicas como el cáncer, el asma y los trastornos del sistema inmunitario.

❧ **HUMO DE CIGARRILLOS:** el humo del tabaco constituye otro estresante químico que afecta tanto a los fumadores como a los no fumadores. Su inhalación resulta tan perjudicial para el organismo como respirar aire contaminado, solo que en este caso el humo se respira concentrado. El humo de los cigarrillos contiene más de 3.000 venenos conocidos. Los radicales libres generados por este estresor deterioran el ADN, provocan mutaciones en las células sanguíneas que debilitan el sistema inmunitario e incrementan las cardiopatías al dañar las paredes de los vasos sanguíneos y favorecer los coágulos.

❧ **RADIACIÓN:** La exposición a los rayos X, a la luz del sol y a la radiación natural del entorno altera las moléculas de maneras sutiles y suscita la proliferación de radicales libres en el cuerpo y en las células. La exposición a niveles altos de radiación provoca mutaciones celulares, origen de trastornos degenerativos y cáncer.

❧ **AGUA CON IMPUREZAS:** las impurezas en los suministros de agua municipal y los productos químicos que se emplean para contrarrestar dichos contaminantes son responsables, en parte, de la acumulación de toxinas en el organismo. Casi toda el agua que sale del grifo y parte de la embotellada contiene impurezas tóxicas y hasta 500 tipos de virus, bacterias y parásitos causantes de enfermedades. De ahí que recomendemos abstenerse de beber agua del grifo en grandes cantidades y optar en cambio por agua filtrada, purificada o destilada.

❧ **METALES TÓXICOS:** numerosos residuos industriales acaban en la tierra, en la red de aguas, en el aire y en la comida. Los metales pesados están presentes también en cosméticos, utensilios de cocina, pinturas, plásticos, disolventes y productos para el cuidado de la salud. Estos estresores químicos atraen radicales libres y los llevan al cerebro, al hígado y a otros órganos vitales. Una vez que los metales pesados entran en el cuerpo, se quedan allí y se van acumulando. El plomo y el mercurio, los dos metales tóxicos más habituales, provocan trastornos del sistema nervioso central y degeneración del cerebro.

❧ **ALIMENTOS PROCESADOS:** muchos de los aditivos químicos presentes en la comida causan estragos en el organismo. El cuerpo no siempre puede descomponerlos, una circunstancia que favorece la proliferación de radicales libres y, como consecuencia, provoca la aparición una gran variedad de enfermedades crónicas. Buena parte de los productos alimentarios que se venden hoy día están saturados de pesticidas, herbicidas, cera protectora y contaminantes para impedir que se estropeen mientras recorren largas distancias hasta llegar al supermercado. Las vacas de las que proceden la carne y los productos lácteos han sido atiborradas de antibióticos y alimentadas con dietas que consisten básicamente en maíz y soja procesados, todo lo cual torna peligroso su consumo. Las enfermedades crónicas aumentan a un ritmo alarmante debido al incremento de los alimentos manufacturados.

❧ **MEDICAMENTOS:** con receta o sin receta, los medicamentos son toxinas. Alteran la capacidad del cuerpo de metabolizar el oxígeno y provocan graves efectos secundarios al modificar la estructura molecular de las proteínas y los receptores de las membranas celulares. Los tratamientos farmacológicos largos y repetitivos acaban por causar déficit de nutrientes esenciales, incluidos vitales antioxidantes, por cuanto bloquean su absorción, los desactivan y los destruyen. Los medicamentos debilitan el cuerpo; de ahí que recomendemos el consumo de alimentos y suplementos naturales, en particular durante la toma de fármacos.

Ahora que conocemos los grandes factores que incrementan los daños por radicales libres en el organismo, estudiaremos cómo combatir esos procesos mediante antioxidantes procedentes de alimentos frescos y productos naturales.

Como explicábamos anteriormente, los antioxidantes son un tipo de molécula capaz de contrarrestar los estragos provocados por los radicales libres. Cuando el cuerpo posee suficientes antioxidantes como para combatir los daños, está sano y envejece más despacio. Por otro lado, una cantidad insuficiente de antioxidantes permitirá a los radicales libres campar a sus anchas, algo que a menudo desemboca en multitud de enfermedades crónicas degenerativas al mismo tiempo que envejece el cuerpo.

Los antioxidantes protegen el organismo desde cuatro frentes defensivos:

[1] En primer lugar, impiden que se formen radicales libres. También previenen la oxidación desencadenada por los metales pesados. La prevención es primordial, toda vez que la oxidación provoca el deterioro y la debilitación del cuerpo.

[2] Los antioxidantes interceptan los radicales oxidados ya formados y les impiden multiplicarse. A menos que el organismo cuente con unas defensas potentes, las reacciones de oxidación en cadena lo tornarán más vulnerable a daños posteriores.

[3] El sistema defensivo antioxidante regenera los daños ya provocados por la oxidación. El cuerpo posee una increíble capacidad de regeneración y, gracias a

estas defensas, puede revertir problemas ya existentes. Los antioxidantes eliminan la oxidación.

[4] Los antioxidantes eliminan las moléculas que se encuentran gravemente dañadas y no admiten reparación. Durante este proceso, retiran los residuos y las toxinas generados por los radicales libres.

EL MUNDO DE LOS ANTIOXIDANTES

Los antioxidantes adoptan muchas formas distintas, incluidas aminoácidos, bioflavonoides, enzimas, carotenoides, vitaminas y minerales. Como crean sinergias entre sí, algunas de estas categorías se solapan. Conozcamos de cerca a los superhéroes del mundo de los antioxidantes, muchos de los cuales están presentes en los alimentos que comemos —o deberíamos comer— a diario.

Aminoácidos

Con un papel fundamental en los procesos bioquímicos que involucran antioxidantes, hormonas y enzimas, los aminoácidos, encargados de sostener las estructuras celulares, son esenciales para la buena salud general. Los tres aminoácidos antioxidantes más importantes son el ácido alfa lipoico, la cisteína y el glutatión; combaten numerosos procesos tumorales, así como las cardiopatías y la diabetes. El ácido alfa lipoico es el antioxidante universal, ideal para frenar el envejecimiento. Interactúa con las vitaminas E y C al incrementar su efecto en el cuerpo. Un organismo sano fabrica ácido alfa lipoico por sí mismo, pero se puede tomar en forma de suplementos de ser necesario. La cisteína, por su parte, se conoce como una devoradora de radicales libres, esencial en la formación de glutatión, un poderoso antioxidante constituido por tres aminoácidos. El glutatión se encarga de neutralizar los oxidantes del organismo mediante el proceso de unirse a la toxina y descomponerla en partes desechables. (El glutatión se ha ganado una fama excelente en los últimos años, y con razón. A causa de ello, le hemos dedicado su propia sección en la página 48.)

Bioflavonoides

Estos componentes presentes en las plantas de manera natural actúan principalmente como pigmentos vegetales y antioxidantes. Llevan a cabo infinidad de funciones biológicas y se conocen en particular por sus increíbles propiedades beneficiosas. Los bioflavonoides están presentes en frutos del bosque, uvas, naranjas, limones, pimientos morrones, cúrcuma, canela, comino y té verde, así como en muchas otras frutas, verduras y especias. Cuanto más vivos sean los colores de las frutas y las hortalizas que comes, más protección obtienes de esos poderosos flavonoides y polifenoles.

Carotenoides

Considerados fitonutrientes, los carotenoides proporcionan a frutas y verduras sus aromas y vibrantes colores. Los más conocidos y analizados son los betacarotenos, el licopeno, la luteína y los alfacarotenos. No obstante, existen más de quinientos carotenoides identificados hasta la fecha. Estas moléculas son responsables de los tonos rojo, naranja y amarillo de frutas y verduras, y también se encuentran en las hortalizas de hoja verde oscuro. Numerosos carotenoides están clasificados como provitaminas, lo que significa que son precursores de la vitamina A. De ahí que contribuyan a prevenir el déficit de esta vitamina y protejan contra el envejecimiento, el cáncer y las enfermedades cardiacas, además de estimular el sistema inmunitario y la comunicación celular. Zanahorias, calabazas, boniatos, col rizada (kale), espinacas, tomates, uva, pimientos y otros vegetales de vivos colores contienen carotenoides.

Vitaminas

Necesarias en pequeñas cantidades, las vitaminas son micronutrientes que realizan diversas funciones bioquímicas. Se consideran reguladores esenciales de la función celular. Las vitaminas A, C y E —tres supervitaminas— son bombas antioxidantes que no solo previenen la formación de radicales libres, sino que los destruyen.

La vitamina A es un nutriente liposoluble que conserva la salud de tejidos blandos, huesos y membranas mucosas, a la vez que fabrica los pigmentos de la retina ocular. La forma activa de la vitamina A es el retinol, sustancia que contribuye a una buena visión. La vitamina A también favorece la salud del aparato reproductivo en las mujeres, combate el cáncer y previene el envejecimiento prematuro. Podemos extraerla de los productos de origen animal, como leche, huevos, carne y pescado azul, todos los cuales tienden a ser altos en grasas y en colesterol. Pero también está presente en las plantas, en forma de betacarotenos y otros carotenoides, que el cuerpo transforma en vitamina A. Encontraremos betacarotenos en las frutas y las verduras de colores brillantes, y estas no contienen grasa ni colesterol.

La vitamina C (ácido ascórbico) es hidrosoluble y un poderoso antioxidante. Se considera vital para proteger los tejidos conectivos, los huesos, el cartílago y los vasos sanguíneos, así como para la curación de las heridas y la formación de colágeno. Presente en todos los cítricos, la vitamina C abunda también en los vegetales de hoja verde, las fresas, el melón y el pimiento. Actúa mejor en combinación con otros antioxidantes como los flavonoides, los fitoquímicos y otras vitaminas. Si bien la vitamina C se toma a menudo en forma de suplemento, es fácil obtenerla de los alimentos frescos.

La vitamina E es un nutriente liposoluble que previene los daños celulares provocados por la oxidación. Impide la ruptura de las paredes celulares protegiendo así los ácidos grasos esenciales que se encuentran en el interior de la célula. La vitamina E se conoce ante todo por sus propiedades para proteger las células de la piel de la radiación ultravioleta (rayos UV). También impide que la vitamina A almacenada se deteriore. Vegetales de hoja verde (como acelgas, col rizada o kale, espinacas y mostaza de hoja), almendras, semillas de girasol, coles de Bruselas y brócoli son grandes fuentes de vitamina E. El déficit de este nutriente está asociado a menudo con problemas gastrointestinales como el síndrome del colon irritable, la enfermedad celiaca y diversos problemas hepáticos, todos los cuales causan dificultades para la absorción de nutrientes y vitaminas por el tracto digestivo. Si los niveles de vitamina E son bajos, es aconsejable tomar suplementos que incluyan vitamina C, B3, selenio y glutatión. Los efectos de la vitamina E serán óptimos si se combina con estos otros nutrientes, cada uno de los cuales tiene un papel importante en la protección del organismo. En cualquier caso, es preferible consumirlos como parte de una dieta variada y natural, llena de color, pero en ocasiones hace falta añadir suplementos, en particular si existen trastornos gastrointestinales que estén provocando unos niveles vitamínicos inferiores a los recomendados.

Minerales

Igual que las vitaminas, los minerales son necesarios en cantidades mínimas para que las células puedan llevar a cabo sus funciones en el organismo. El magnesio, el potasio, el manganeso, el cobre, el selenio, el sulfuro y el zinc se cuentan entre los minerales antioxidantes.

El magnesio contribuye a la fabricación de glóbulos blancos, ayuda a fortalecer los huesos junto con otros minerales y colabora en el buen funcionamiento de las funciones nerviosas y musculares. El arroz, el sésamo, el alga kelp, las almendras, los higos y las manzanas son excelentes fuentes de magnesio.

El potasio se considera esencial para la función cerebral. Regula los músculos y los nervios y mantiene un nivel adecuado de electrolitos en las células, además de equilibrar su PH. Se sabe que reduce el riesgo de hipertensión y contribuye a que el ritmo cardiaco se mantenga constante. Este mineral es imprescindible asimismo para la función de las glándulas adrenales y otras glándulas endocrinas. Numerosas frutas y verduras contienen magnesio en abundancia, incluidos acelgas, champiñones, espinacas, coles de Bruselas, calabaza, hinojo, aguacate, plátanos, higos y uvas pasas.

El manganeso activa numerosas enzimas y ejerce un papel importante en la metabolización de proteínas, carbohidratos y grasas. Necesitamos este antioxidante para la regulación del azúcar en sangre, el buen funcionamiento de los nervios y el cerebro, la producción de hormonas sexuales, el desarrollo del esqueleto y la salud del sistema inmunitario. El manganeso está presente en espinacas, col kale, frambuesas, piña, ajo, uvas, sirope de arce, avena y garbanzos.

El cobre es el tercer mineral más abundante en el cuerpo. Contribuye a la protección de los sistemas cardiovascular y nervioso, así como del esqueleto. El cobre actúa como un poderoso antioxidante al ayudar al organismo a reducir los niveles de colesterol y prevenir la arterioesclerosis. También posee un papel importante en el desarrollo y la salud del pelo y la piel, así como en la producción de melanina, que otorga su color a la piel, los ojos y el cabello. El cobre abunda en champiñones crimini, grelos, acelgas, col kale, calabaza de verano, semillas de sésamo y anacardos. Si bien el cobre es importante para la salud, no se deben consumir suplementos de este mineral de no ser necesario. Con las cantidades presentes en los alimentos tenemos más que suficiente.

En combinación con otras vitaminas y minerales, el selenio se comporta como antioxidante y protege a las células del daño oxidativo. Este mineral también contribuye a la producción de hormonas de la glándula tiroidea, combate el cáncer al estimular el sistema inmunitario y ayuda a reducir el riesgo de inflamación en las articulaciones. Es muy importante que los alimentos ricos en selenio procedan de fuentes biológicas y silvestres. Champiñones, brócoli, cebollas, cereales, condimentos, gambas, bacalao, alga kelp y huevos constituyen las mejores fuentes de selenio.

El sulfuro es esencial para la formación del pelo, las uñas, los tejidos y el cartílago. Se considera necesario para la actividad metabólica y la salud del sistema nervioso. El sulfuro se usa como antioxidante para desintoxicar el organismo, estimular el sistema inmunitario y luchar contra los efectos del envejecimiento, así como para prevenir y mejorar enfermedades relacionadas con la edad como la artritis. No existe una cantidad diaria recomendada de este mineral, pero podría decirse, a modo orientativo, que necesitas más de 100 mg de sulfuro al día. Está presente en alubias, col, huevos, pescado, ajo, legumbres, cebolla, carne de ave y germen de trigo.

El zinc es uno de los minerales esenciales que más a menudo se consume en forma de suplemento, si bien podemos encontrarlo en numerosos alimentos frescos. Está implicado en varios aspectos del metabolismo celular. Es necesario para la actividad enzimática, la función inmune, la síntesis de proteínas, la curación de las heridas y la síntesis del ADN. El zinc contribuye también al desarrollo y al crecimiento del cuerpo. Ostras, cangrejos, ternera, germen de trigo, semillas de calabaza y legumbres contienen zinc.

MAXIMIZA TUS ANTIOXIDANTES

Llamamos superalimentos a aquellos productos alimenticios que poseen la más alta concentración de antioxidantes, fitoquímicos, vitaminas y minerales. Como suelen ser frescos y naturales, nos ayudan a pensar en términos de salud en lugar de estar pendientes de un nutriente en particular o de combatir la enfermedad. Incorporarlos en la dieta te permitirá disfrutar de los grandes beneficios que ofrecen estos sabrosos vegetales y condimentos. He aquí los 25 superalimentos más potentes:

1. Aguacate
Valor ORAC aproximado: 1.993 (½ taza o un aguacate mediano)

2. Ajo
Valor ORAC aproximado: 223 (1 cucharadita o un diente)

3. Alubias
Valor ORAC aproximado: 8.093 (½ taza, mezcla de blancas, negras y pintas, secas)

4. Boniato
Valor ORAC aproximado: 2.115 (½ taza, asado con piel)

5. Brócoli
Valor ORAC aproximado: 2.386 (½ taza, cocinado)

6. Cacao
Valor ORAC aproximado: 3.372 (una cucharadita, sin azúcares añadidos)

7. Calabaza

Valor ORAC aproximado: 483 (½ taza)

8. Canela

Valor ORAC aproximado: 11.147 (1 cucharadita)

9. Champiñones

Valor ORAC aproximado: no disponible

10. Coco

Valor ORAC aproximado: no disponible

11. Coles de Bruselas

Valor ORAC aproximado: 980 (½ taza, cocinadas)

12. Copos de avena

Valor ORAC aproximado: 2.169 (½ taza, sin cocinar, instantáneos)

13. Cúrcuma

Valor ORAC aproximado: 6.637 (1 cucharadita, seca)

14. Espinacas

Valor ORAC aproximado: 1.515 (½ taza, crudas)

15. Frutos del bosque

Valor ORAC aproximado: 5.090 (½ taza, mezcla de arándanos azules, moras, frambuesas y fresas)

16. Granada

Valor ORAC aproximado: 2.341 (½ taza, zumo)

17. Jengibre

Valor ORAC aproximado: 1.200 (1 cucharadita, molido), 618 (1 cucharadita, fresco)

18. Col rizada o kale

Valor ORAC aproximado: 885 (½ taza, cruda)

19. Kiwi

Valor ORAC aproximado: 1.210 (½ taza o un kiwi dorado), 882 (½ taza o un kiwi verde)

20. Manzana

Valor ORAC aproximado: 3.224 (½ taza o una manzana mediana)

21. Naranja

Valor ORAC aproximado: 1.819 (½ taza o una naranja mediana)

22. Nueces

Valor ORAC aproximado: 13.541 (½ taza)

23. Té verde

Valor ORAC aproximado: 1.253 (½ taza o 115 g)

24. Tomate

Valor ORAC aproximado: 546 (½ taza de tomate pera)

25. Uva

Valor ORAC aproximado: 1.260 (½ taza, negra), 1.118 (½ taza, blanca)

Hierbas y plantas

Si bien se suelen utilizar para realzar el sabor, las hierbas y otras plantas aportan antioxidantes fundamentales. Los antioxidantes herbales más potentes son los flavonoides, un componente presente en las plantas. Las hierbas y otros condimentos con mayores propiedades curativas son el ajo, el té verde, el arándano silvestre, el ginkgo, el extracto de semilla de uva, la acerola y el cardo mariano.

El ajo es, seguramente, el condimento antioxidante más conocido. Se sabe que incrementa la salud del corazón, por cuanto reduce el colesterol perjudicial, regula la presión sanguínea e inhibe la formación de coágulos en sangre. Protege la salud de arterias y capilares, estimula el sistema inmunitario y se ha comprobado que destruye células cancerosas. Los efectos del ajo son más potentes cuando se consume crudo y machacado, pero también se puede comprar en cápsulas, como suplemento, si acaso no soportas comer dientes de ajo. Recomendamos consumir, en su forma natural o como suplemento, dos dientes de ajo al día.

El té verde se cuenta entre las bebidas favoritas de los asiáticos por sus poderosas propiedades antioxidantes. Los supernutrientes específicos del té verde son las catequinas, un grupo de polifenoles perteneciente a la familia de los bioflavonoides. La lista de beneficios que aportan a la salud es larga y abarca desde la mejora de la digestión hasta el bloqueo de los mecanismos que desencadenan el cáncer. Se sabe que el té verde previene el cáncer de piel, pulmón y estómago, además de reducir la presión sanguínea, potenciar las funciones del sistema inmunitario y estabilizar los niveles de azúcar en sangre. Para obtener los máximos beneficios es aconsejable consumir de dos a tres tazas de té verde al día.

El arándano se consume desde hace siglos en mermelada o en pasteles con propósitos medicinales. El pigmento de la fruta posee propiedades antioxidantes que protegen las paredes de los vasos sanguíneos e inhiben los coágulos de la sangre. También se sabe que estabiliza los niveles de azúcar en sangre. Los arándanos se pueden comprar frescos en tiendas de productos naturales, en polvo para preparar infusiones o en comprimidos.

El ginkgo biloba se ha popularizado por su capacidad para mejorar la circulación general, en particular los pequeños vasos del cerebro. Investigaciones preliminares han demostrado que el ginkgo mejora la pérdida de memoria y de concentración, en particular cuando guarda relación con la enfermedad de Alzheimer y otras formas de demencia.

El extracto de semilla de uva, derivado de las semillas de uvas negras y rojas, suprime los radicales libres del cerebro, causados por radiación, pesticidas y metales pesados. También ha demostrado eficacia para afecciones relacionadas con el corazón y los vasos sanguíneos, como la arteriosclerosis. Las investigaciones sugieren asimismo que podría mitigar el daño ocular, en particular la degeneración macular y los problemas de visión. El extracto de semillas de uva se suele tomar como suplemento, en forma de comprimidos o de gotas. No se puede obtener por procedimientos manuales.

La acerola posee unos flavonoides complejos que estimulan la salud del aparato circulatorio, reducen la presión sanguínea, tratan la angina de pecho y mejoran la insuficiencia cardiaca. Está considerada de manera generalizada como un tratamiento seguro y efectivo contra la arritmia y las primeras fases de las cardiopatías. Se presenta en forma de infusión, en comprimidos o en gotas.

El cardo mariano se utiliza desde hace siglos para la depuración del hígado. Es rico en silimarina, que previene la toxicidad hepática al actuar como potente antioxidante. El cardo mariano ha demostrado eficacia para prevenir la cirrosis, la hepatitis y la ictericia, aun en casos avanzados. Se puede adquirir en cápsulas de extracto seco o como extracto o tintura líquidos.

Muchas otras hierbas aromáticas, como la albahaca y la menta, ofrecen también protección antioxidante. La albahaca contiene flavonoides, que contribuyen a resguardar la estructura celular, y aceites esenciales con propiedades antibacterianas. La menta descongestiona el tracto digestivo y alivia los dolores estomacales, además de poseer propiedades fungicidas.

Integrar en la dieta alimentos ricos en antioxidantes es tan importante como comprender de qué modo nos benefician. Numerosos antioxidantes se solapan en los alimentos, y todas las frutas y las verduras aportan distintas propiedades nutricionales; de ahí que la variedad sea fundamental. La escala ORAC ofrece un recurso sencillo para saber qué alimentos poseen grandes cantidades de los antioxidantes más poderosos. No olvides que debes comerlos además de leer sobre ellos.

El mejor lugar para comprar productos ricos en antioxidantes son las cooperativas y mercados de agricultores. De ese modo te aseguras de que sean frescos. Los productos de los agricultores siempre son de temporada, el mejor momento para consumirlos. Si no tuvieras cerca un mercado con productos de proximidad, busca fruterías o supermercados que ofrezcan una amplia variedad de frutas y verduras frescas y biológicas.

Si hemos decidido integrar más alimentos ricos en antioxidantes en las comidas, deberíamos aspirar a empezar las comidas con una ensalada o un plato en el que frutas y verduras sean el ingrediente más abundante. Busca modos de incorporar productos frescos a cada comida, incluido el desayuno. Nosotros animamos a nuestros pacientes a instaurar una noche vegetariana a la semana, que puede consistir en un plato principal a base de verduras y cereales integrales. Idealmente deberías consumir de 7 a 10 raciones de frutas y verduras al día, o de 2 a 3 raciones por comida. En la sección de recetas, que empieza en la página 73, encontrarás ideas para asegurarte una ingesta adecuada de estos nutrientes esenciales.

EL PODER DEL GLUTATIÓN

Comer alimentos naturales, nutritivos y deliciosos es el mejor modo de disfrutar de los beneficios que los antioxidantes aportan a la salud. Ahora bien, ¿qué pasa si una persona consume gran cantidad de frutas y verduras frescas y sin embargo los antioxidantes no pueden obrar su magia en el organismo por culpa de algún problema bioquímico? Tal vez te sorprenda saber que existe un elemento indispensable y a menudo ignorado para que los antioxidantes puedan actuar adecuadamente: el glutatión. Fabricado en el hígado de manera natural, el glutatión es el antioxidante más importante porque está presente en todas y cada una de las células. Elimina las toxinas celulares y nos protege de la radiación. La capacidad del organismo para fabricar glutatión disminuye con la edad, por lo que es importante buscar maneras de incrementar su producción.

Hay que potenciar la fabricación de glutatión en el cuerpo; tomarlo en forma de suplementos no solucionará el problema. La ingesta de este nutriente aislado no sustituye el fabricado por el organismo porque el sistema digestivo lo descompone e inhibe su distribución a las células. Afortunadamente, podemos asegurarnos la producción de glutatión, incluso al envejecer, ofreciendo al cuerpo los elementos que precisa para fabricarlo: cisteína, ácido glutámico y glicina. Todas las carnes son ricas en cisteína, pero no siempre constituyen buenas opciones a menos que la carne sea biológica y alimentada con pastos. Algunas opciones alimentarias excelentes para potenciar la fabricación de glutatión incluyen la sandía, las nueces, el aguacate, los espárragos, el brócoli, los tomates, casi todas las verduras de hoja oscura, el germen de trigo, los copos de avena y los quesos saludables como el requesón o el queso cottage.

3
LA ESCALA ORAC

Ahora que entiendes mejor la función biológica de los antioxidantes, es probable que quieras averiguar cómo sacarles el máximo partido; es decir, saber qué alimentos poseen mayor concentración de los antioxidantes más poderosos. Es nuestra naturaleza. Sin embargo, es más importante consumir una gran variedad de alimentos frescos y naturales para asegurarse una nutrición óptima. Solo porque los arándanos azules constituyan una magnífica fuente de antioxidantes no significa que una dieta a base de arándanos sea la más sana. Recuerda, el todo es más que la suma de las partes. El poder de los antioxidantes reside en la mezcla particular de fitonutrientes presentes en cada alimento y en cómo los distintos comestibles se combinan entre sí para potenciar procesos bioquímicos beneficiosos en el cuerpo.

No es necesario tratar de adivinar qué alimentos ofrecen las mejores alternativas. Contamos con un sistema científico para calcular la capacidad antioxidante de cada producto: la escala ORAC (*oxygen radical absorbance capacity* o capacidad de absorción de radicales de oxígeno), desarrollado por el

Instituto Nacional sobre el Envejecimiento, una rama del Instituto Nacional de Salud estadounidense. La escala ORAC nos informa acerca de qué alimentos poseen niveles más altos de antioxidantes en un examen *in vitro* (en una probeta o en una placa de Petri). Las voces críticas afirman que la escala no es fiable, por cuanto la investigación se realiza en un laboratorio y los resultados no se pueden extrapolar para describir el funcionamiento de los antioxidantes en el cuerpo humano. Sin embargo, nadie niega que los antioxidantes neutralizan los radicales libres, los cuales tienen un papel importante en los procesos de envejecimiento y enfermedad. Y toda vez que existe una clasificación de antioxidantes, parece lógico emplear la información a la hora de decidir qué alimentos comprar y qué tipo de platos preparar.

Muchos alimentos distintos han sido sometidos a ensayo mediante el método ORAC. (Un ensayo es un procedimiento para medir la actividad de un elemento bioquímico en una muestra orgánica.) La prueba en concreto consiste en mezclar generadores de radicales libres con moléculas fluorescentes que, cuando sufren daños, pierden la fluorescencia. Los antioxidantes se han demostrado capaces de proteger a las moléculas fluorescentes de la degeneración oxidativa provocada por los radicales libres. La capacidad de los antioxidantes presentes en alimentos diversos para reducir el descenso de la fluorescencia se calcula grabando y calculando esas curvas de decadencia.

El Departamento de Agricultura de los Estados Unidos ha publicado listas de los valores ORAC de frutas, verduras, frutos secos, semillas, hierbas, especias y cereales. Cuando compares los valores, asegúrate de que las unidades que comparas son similares. Algunas evaluaciones expresan unidades ORAC por gramo de peso en seco, otras por gramo de peso con agua y aún otras indican unidades ORAC por ración. En cada una de estas categorías, alimentos que son parecidos podrían obtener valores ORAC distintos. Por ejemplo, si bien la uva y la pasa de corinto poseen el mismo potencial antioxidante (al fin y al cabo, las pasas son uvas deshidratadas), la uva posee un valor ORAC inferior por gramo de peso porque contiene más agua. Igualmente, el alto contenido en agua de la sandía podría suscitar la idea de que puntúa bajo en la escala ORAC.

Las tablas que encontrarás a continuación enumeran los valores ORAC en la unidad de medida del laboratorio, micromoles de TE por 100 g. Cien gramos equivalen, aproximadamente, a una ración de ½ taza, en seco o en su estado natural. Cuando sopeses los valores de esta lista, es preferible visualizar una ración de ½ taza. Como es lógico, esta unidad de medida no resulta viable para todos los elementos de la lista; por ejemplo, las hierbas y las especias tal vez arrojen valores ORAC muy altos, pero se utilizan en cantidades muy inferiores a las de otros alimentos. Una vez más, debemos tener en cuenta que debemos consumir una gran variedad de productos ricos en antioxidantes. No basta con incrementar el consumo de un alimento que puntúa alto en la escala ORAC.

Recuerda que muchos de los productos listados especifican «en crudo» aunque nunca los consumirías sin cocinar. Es el caso de las patatas rojas, la remolacha o los guisantes secos.

Tan solo significa que se han llevado a cabo las pruebas de laboratorio con muestras crudas de un alimento en particular o de todo un grupo reunido bajo la categoría «en crudo». ¿Cómo averiguar el valor ORAC de ese alimento cuando lo cocinas? No es posible, a no ser que el mismo producto aparezca de nuevo en la categoría de «cocinados», pero puedes comparar los valores de los alimentos y dar por supuesto que aquellos que puntúan relativamente alto en crudo serán también superiores una vez cocinados. Algunos productos aparecen más de una vez y podrás comprobar que el brócoli, por ejemplo, posee un valor ORAC mucho más alto guisado que crudo.

LA LISTA ORAC

FRUTAS	VALOR ORAC
NATURALES	
Albaricoque	1.115
Albaricoque, orejones	3.234
Arándanos azules	6.552
Arándanos rojos	9.584
Bayas de aronia	16.062
Bayas de acai	102.700
Bayas de goji	25.300
Bayas de saúco	14.697
Cereza	3.365
Ciruela	6.259
Ciruela pasa	6.552
Ciruela, Black Diamond, con piel	7.581
Compota de manzana, sin azúcares añadidos, en conserva	1.965
Dátiles	3.895
Dátiles Medjool	2.387
Frambuesa	4.882
Fresa	3.577
Guayaba, carne blanca	2.550
Guayaba, carne roja	1.990
Higo	3.383
Kiwi, dorado	1.210
Kiwi, verde	882
Lima	82
Mandarina	1.620

Mango	1.002
Manzana, con piel	3.082
Manzana Fuji, con piel	2.589
Manzana Gala, con piel	2.828
Manzana Golden Delicious, con piel	2.670
Manzana Golden Delicious, pelada	2.210
Manzana Granny Smith, con piel	3.898
Manzana, orejones	6.681
Manzana, pelada	2.573
Manzana Red Delicious, con piel	4.275
Manzana Red Delicious, pelada	2.936
Melocotón	1.814
Melocotón, en almíbar, escurrido	436
Melocotón, orejones	4.222
Melón cantalupo	315
Melón verde	241
Moras	5.347
Naranja navelina	1.819
Nectarina	750
Pasas de corinto	7.960
Pera	2.941
Pera, orejones	9.496
Pera roja	1.746
Pera verde, con piel	1.911
Piña, variedades extradulces	884
Piña, variedades tradicionales	562
Plátano	879
Pomelo, rosado o rojo	1.548

Sandía	142
Uva espina	3.277
Uva pasa sultana	4.188
Uva pasa, sin semilla	3.037
Uva, blanca o verde	1.118
Uva, roja	1.260
Uvas pasas, rojas	3.387

ZUMOS

De arándano azul	2.906
De arándano blanco	232
De arándano rojo	865
De arándano y uva Concord	1.480
De bayas de maqui	40.000
De ciruela, envasado	2.036
De fresa	1.002
De granada	2.341
De lima, recién exprimido	823
De limón, recién exprimido	1.225
De manzana, sin azúcares añadidos	408
De naranja, recién exprimido	726
De pera	704
De piña, sin azúcares añadidos, envasado	568
De pomelo, blanco	1.238
De uva blanca	793
De uva Concord	2.377
De uva roja	1.788

PAPILLAS Y PURÉS

De manzana	4.123
De manzana y arándanos azules	4.822
De melocotón	6.257
De pera	414
De plátano	2.658

Todas las raciones equivalen a ½ taza a menos que se indique lo contrario.

HORTALIZAS

VALOR ORAC

CRUDAS

Aguacate	1.933
Alcachofa	6.552
Alfalfa, brotes	1.510
Apio	497
Berenjena	933
Boniato	902
Brócoli	1.362
Calabacín, con piel	180
Calabaza	483
Calabaza violín	396
Cebolla blanca	863
Cebolla dulce	614
Cebolla roja	1.521
Col lombarda	2.252
Col verde	508
Coliflor	829
Espárragos	2.150
Espinacas	1.515
Grelos	3.083
Hinojo	307
Judías verdes	759
Kale o col rizada, cruda, 1 taza	1.770
Lechuga batavia	1.447
Lechuga hoja de roble	2.380
Lechuga iceberg	438

Lechuga romana	963
Lechuga trocadero	1.423
Maíz amarillo	728
Patata blanca, con piel	1.058
Patata roja, con piel	1.098
Patata russet, con piel	1.322
Pepino, con piel	214
Pepino, pelado	126
Pimiento amarillo	965
Pimiento anaranjado	984
Pimiento rojo	791
Pimiento verde	923
Puerro	490
Rábano	1.736
Rábano, brotes	2.184
Remolacha	1.767
Remolacha, hojas	1.946
Ruca (rúcula)	1.904
Tomate	367
Tomate de pera	546
Zanahoria	666
Zanahoria baby	436

COCINADAS

Alcachofa, al microondas	9.402
Alcachofa, hervida	9.416
Berenjena	245
Boniato, pelado	766

Brócoli	2.386
Col de Savoya	2.050
Col lombarda	3.145
Col negra	1.773
Coliflor	620
Corazones de alcachofa	7.900
Espárragos	1.644
Grelos	1.552
Pimiento amarillo, asado	694
Repollo	856
Tomate	406
Zanahoria	317

SALTEADAS

Cebolla amarilla (convencional)	1.220
Pimiento rojo	847
Pimiento verde	615

AL HORNO

Boniato, con piel	2.115
Patata blanca, con piel	1.138
Patata roja, con piel	1.326
Patata russet, con piel	1.680

EN CONSERVA

Kétchup	578
Maíz amarillo	413
Salsa de tomate	694

Zumo de tomate	486
Zumo de verduras, mezcla	548

CONGELADAS

Brócoli	496
Espinacas	1.687
Guisantes verdes	600
Maíz amarillo	522

Todas las raciones equivalen a ½ taza a menos que se indique lo contrario.

CEREALES Y SEMILLAS · VALOR ORAC

Nachos, bajos en grasa con olestra	1.704
Palomitas de maíz, calentadas con aire	1.743
Semillas de lino molidas	19.600
Sémola de maíz morado, con ceniza (receta de los navajos)	684
Sorgo alto en taninos	45.400
Sorgo blanco	2.200
Sorgo negro	21.900
Sorgo rojo	14.000
Zumaque	86.800

SALVADO

De arroz integral	24.287
De sorgo alto en taninos	240.000
De sorgo blanco	6.400
De sorgo negro	100.800
De sorgo rojo	71.000
De zumaque, crudo	312.400

CEREALES

Avena tostada, cereales de desayuno	2.143
Copos de avena de cocción rápida, sin cocinar	2.169
Copos de avena instantáneos, en seco	2.308
Copos de avena tostada	2.175
Copos de avena tradicional, sin cocinar	1.708
Copos de maíz	2.359
Cereales industriales base de avena («Quaker Oat Life»)	1.517
Granola baja en grasa, con pasas	2.294

Salvado de avena	2.183
Trigo triturado	1.303

PAN

De avena, industrial (tipo «Oroweat»)	1.318
De centeno tipo alemán, industrial	1.963
De semillas (trigo integral, 7 semillas), industrial	1.421
Integral, industrial («Butternut»)	2.104

Todas las raciones equivalen a ½ taza a menos que se indique lo contrario.

HIERBAS Y ESPECIAS

	VALOR ORAC
Ajedrea fresca	394
Ajo crudo	223
Ajo en polvo	278
Albahaca fresca	200
Albahaca seca	2.815
Amapola, semillas	20
Cacao en polvo sin azúcar	3.372
Cacao en polvo, con proceso holandés	1.675
Canela molida	11.147
Cardamomo, semillas	115
Cebolla en polvo	239
Cebollino fresco	87
Cilantro en rama, crudo	214
Clavo molido	13.102
Comino, en semillas	3.200
Cúrcuma molida	6.637
Curry en polvo	2.021
Eneldo fresco	183
Estragón fresco	648
Guindilla molida	985
Hierbabuena fresca	582
Jengibre molido	1.200
Jengibre, raíz, cruda	618
Maqui, bayas, polvo concentrado	3.125
Mejorana fresca	1.137
Melisa en hojas, fresca	250
Mostaza, semillas	1.219

Orégano fresco	582
Orégano seco	8.339
Perejil fresco	54
Perejil seco	3.098
Pimentón	747
Pimienta negra, molida	1.151
Salvia fresca	1.334
Tomillo fresco	1.143

Todas las raciones de hierbas aromáticas y especias equivalen a 1 cucharadita.

DULCES

DULCES	VALOR ORAC
Agave cocido	2.938
Agave crudo	1.247
Agave deshidratado	7.274
Cacao en polvo	485
Chocolate con leche	7.528
Chocolate con leche, bajo en grasa	1.263
Chocolate negro	20.823
Chocolate para fundir, sin azúcar	49.926
Chocolate semidulce	18.053
Sirope de chocolate	6.330

ACEITES Y VINAGRES

	VALOR ORAC
Aceite de cacahuete	106
Aceite de oliva virgen extra	1.150
Aceite de oliva virgen extra con ajo	557
Aceite de oliva virgen extra con ajo y guindilla roja	219
Aceite de oliva virgen extra con albahaca	684
Aceite de oliva virgen extra con perejil	766
Vinagre de manzana	564
Vinagre de manzana y miel	270
Vinagre de miel	225
Vinagre de vino tinto	410

Todas las raciones equivalen a ½ taza a menos que se indique lo contrario.

FRUTOS SECOS

VALOR ORAC

Almendras	4.454
Anacardos	1.948
Avellanas	9.645
Nueces	13.541
Nueces de Brasil, secas, sin escaldar	1.419
Nueces de macadamia, tostadas	1.695
Nueces pecanas	17.940
Piñones, secos	616
Pistachos	7.983

LEGUMBRES

	VALOR ORAC
Alubias blancas de riñón, en conserva	243
Alubias blancas redondas, crudas	1.520
Alubias canela, crudas	8.320
Alubia negras, crudas	8.040
Alubias negras tipo Tolosa, crudas	6.416
Alubias ojo de perdiz, crudas	4.343
Alubias pintas, crudas	7.779
Alubias rojas, crudas	8.459
Arvejas	524
Brotes de soja, crudos	962
Cacahuetes, crudos	3.166
Crema de cacahuetes suave, salada	3.432
Garbanzos, crudos	847
Guisantes amarillos	741
Habas de soja, crudas	5.764
Judías verdes	290
Lentejas, crudas	7.282

Todas las raciones equivalen a ½ taza a menos que se indique lo contrario.

ALCOHOL

ALCOHOL	VALOR ORAC
Cabernet Sauvignon	5.034
Vino blanco de mesa	392
Vino rosado de mesa	1.005
Vino tinto de mesa	3.873

OTRAS BEBIDAS

	VALOR ORAC
Chilchen (bebida de arándanos rojos de los navajos)	740
Té, en infusión	1.128
Té verde	1.253

Todas las raciones equivalen a ½ taza a menos que se indique lo contrario.

4
RECETAS

Echa un vistazo a la lista ORAC, empezando por la página 55, y diseña tus comidas en torno a los alimentos que se incluyen en ella. Cuando vayas a comprar, escoge productos de calidad. Por lo general los encontrarás en los pasillos exteriores. Mejor todavía, apoya a la producción autóctona acudiendo al mercado siempre que puedas y comprando productos de proximidad. Hemos descubierto que tendemos a consumir más fruta y verdura cuando compramos en el mercado al menos una vez a la semana en lugar de hacerlo en el supermercado. Te animamos a optar por alimentos orgánicos cuando sea posible, porque los productos autóctonos de cultivo biológico proceden de tierras limpias, libres de los pesticidas, los metales y los contaminantes que impregnan los comestibles procesados.

Las recetas que encontrarás a continuación, deliciosas y nutritivas, han sido creadas por nuestra paciente y amiga Anna V. Zulaica, chef de *Presto! Catering and Food Services*, con sede en Oakland, en el estado de California. De nuestra colaboración con Anna han surgido recetas naturales, saludables y altas en antioxidantes. El primer paso para alimentarse de manera sana consiste en escoger ingredientes de alta calidad, que conserven todo su sabor. De ahí que te animemos encarecidamente a comprar productos biológicos siempre que puedas.

Hemos clasificado las recetas a partir de las comidas que realizamos a lo largo del día, incluidos tentempiés y postres, y hemos especificado el valor ORAC aproximado de cada plato. No olvides calcular el valor ORAC por ración para asegurarte de obtener la inyección de antioxidantes que buscas en cada comida.

DESAYUNO

Smoothie verde

Valor ORAC aproximado: 16.795

2 RACIONES (APROXIMADAMENTE 1 LITRO)

5-10 cubitos de hielo

2 cucharadas de aceite de coco

1 taza de frutos del bosque congelados

1 plátano, cortado por la mitad o en tres partes

1 melocotón troceado

1 puñado de acelgas

1 puñado de espinacas

Agua

Vierte el hielo en el vaso de la batidora. Añade el aceite de coco, los frutos del bosque, el plátano, el melocotón, las acelgas y las espinacas. Agrega suficiente agua como para cubrir una tercera parte del contenido del vaso. Bátelo hasta obtener una mezcla homogénea. Contiene de 10 a 12 raciones de frutas y verduras.

Smoothie de papaya y espinacas

Valor ORAC aproximado: 2.015

1-2 RACIONES

½ taza de espinacas

½ taza de papaya en dados

2 cucharadas de semillas de lino

¼ de taza de agua*

3 cubitos de hielo

Bate las espinacas en primer lugar y luego añade el resto de ingredientes hasta obtener una mezcla homogénea. Puedes experimentar con otras frutas de la escala ORAC, como manzanas, frutos del bosque o albaricoques.

* Truco: si el agua te parece demasiado insípida, puedes emplear yogur desnatado con 1 cucharada de agua o, alternativamente, leche de almendras o de soja.

A tener en cuenta:

◆ Los batidos verdes ofrecen una manera excelente de asegurarse hasta 10 raciones de fruta y verdura en una sola receta.

◆ Batir las verduras en primer lugar sirve para quitarles la textura fibrosa. Si lo haces así, el smoothie será más suave.

◆ Mezcla distintas frutas y verduras. Solo tienes que asegurarte de incluir hojas verdes.

◆ Si quieres ahorrar, compra productos de temporada y congélalos.

◆ Emplea aguacate, aceite de coco o crema de frutos secos para añadir proteínas y grasas saludables.

◆ Endulza los smoothies con aceite de coco, miel, sirope de agave o fruta muy madura.

Supertostada

Valor ORAC aproximado: 5.000

1-2 RACIONES

1 o 2 rebanadas de pan 100% integral
2 cucharadas de crema de almendras sin sal
1 plátano mediano
Canela molida

Tuesta el pan y úntale la crema de almendras. Corta el plátano en rodajas finas y repártelas sobre la tostada. Espolvorea canela por encima, al gusto. ¡Ya tienes un desayuno sano, nutritivo y consistente!

A tener en cuenta

◆ Acompaña la supertostada con un zumo de naranja recién exprimido o un té, para completar tu desayuno antioxidante.

◆ Asegúrate de que el pan sea 100% integral.

◆ La canela es la especia antioxidante por excelencia, con un alto valor ORAC.

Copos de avena con frutos rojos deluxe

Valor ORAC aproximado: 9.000

1-2 RACIONES

½ taza de copos de avena tradicionales

1 taza de leche de soja sin sabor añadido

½ cucharadita de extracto de vainilla

½ taza de mezcla de frutos rojos: arándanos azules, fresas y moras (corta los frutos más grandes por la mitad o en cuartos)

1 cucharada de nueces pecanas tostadas

Cocina los copos de avena en el fogón según las instrucciones del envase, pero emplea la leche de soja y la vainilla en lugar de agua. Una vez listos, mézclalos con los frutos rojos y corónalo todo con las nueces pecanas.

A tener en cuenta

◆ Tostar las nueces es fácil y rápido. Calienta una sartén a fuego medio alto, añade las nueces pecanas y remuévelas para que no se quemen. Retíralas en cuanto percibas un aroma cremoso y tostado.

◆ Añade tantos frutos rojos como quieras; te proporcionarán una buena dosis de antioxidantes.

◆ La avena es un superalimento excelente, pero puedes sustituirla por otros cereales integrales, como cebada, quinua o farro.

Frittata

Valor ORAC aproximado: 5.000

4-5 RACIONES

- 1 cebolla blanca pequeña, cortada por la mitad y luego en medialunas finas.
- 3-4 cucharadas de aceite de oliva virgen extra, separadas
- 1 pellizco de azúcar moreno
- 1 calabacín grande, cortado por la mitad a lo largo y luego en rodajas
- 1 diente de ajo, picado
- 1 taza de champiñones crimini, cortados en rodajas finas
- 1 cucharada generosa de perejil fresco picado o 1 cucharadita de perejil seco
- 2-3 cucharadas de albahaca fresca, picada
- 2 tazas de espinacas
- 4 huevos enteros más 5 claras
- ½ taza de queso Monterey Jack bajo en grasa, rallado, o pepperjack para más sabor (el queso Monterey Jack es parecido al munster)
- ½ taza de leche descremada
- Sal y pimienta negra recién molida

Empieza por caramelizar la cebolla. Para ello, calienta una cucharada de aceite en un cazo pequeño a fuego medio. Añade la cebolla y agrega el azúcar, la sal y la pimienta. Deja que la cebolla sude y ve removiendo cada pocos minutos hasta que adquiera un color dorado y pierda la rigidez.

Precalienta el horno a 180°.

Calienta el resto del aceite en un cazo a fuego medio. Vierte el calabacín y, pasado un minuto, el ajo. Al cabo de unos minutos añade los champiñones, el perejil, la albahaca y, por último, la sal y la pimienta (los champiñones soltarán agua y no se dorarán si añades la sal de inmediato). Una vez que hayas salteado los ingredientes, apaga el fuego e incorpora las espinacas.

En un cuenco grande, bate los huevos y las claras con el queso rallado, la leche, la sal y la pimienta.

Rocía un molde de pastel de 23 centímetros con aerosol antiadherente culinario y añade en primer lugar las cebollas caramelizadas y el sofrito. A continuación agrega la mezcla de huevo.

Con la rejilla en el centro del horno, hornea la frittata durante 20 a 25 minutos o hasta que un cuchillo insertado en el centro salga limpio. Ten cuidado,, porque los huevos podrían cocerse en exceso.

A tener en cuenta

◆ Puedes preparar raciones individuales de esta frittata en un molde para magdalenas si deseas un desayuno rápido para toda la familia.

◆ Se pueden sustituir los champiñones y el calabacín por brócoli y alcachofas para incrementar el poder antioxidante.

◆ Si añades hierbas como salvia fresca y tomillo, el plato será más aromático y aumentarás su valor ORAC.

◆ Si lo prefieres, puedes usar champiñones comunes o setas de ostra (gírgolas) en lugar de los crimini.

COMIDA LIGERA

Pollo a la parrilla con salsa de alubias negras

Valor ORAC aproximado: 6.400

4 RACIONES

2 tazas de alubias negras en conserva

1 manzana Granny Smith, picada

½ cebolla roja, pequeña, muy picada

2 guindillas serranas, sin semillas y muy picadas

2 cucharadas de cilantro fresco picado

El zumo de 1 lima grande

El zumo de ½ naranja

Sal y pimienta negra recién molida

4 pechugas de pollo, sin piel y sin hueso

Enjuaga las alubias negras en un colador, bajo el chorro de agua fría. Para preparar la salsa, combina todos los ingredientes excepto el pollo en un cuenco grande. Deja la mezcla en la nevera durante 1 hora como mínimo, para que los sabores se mezclen.

Sazona el pollo con la sal y la pimienta y extiéndelo sobre una parrilla precalentada (si no tienes parrilla, puedes usar una sartén o una plancha con 2 cucharadas de aceite de oliva virgen extra). Cocínalo 4 o 5 minutos por cada lado. Cierra la tapa de la parrilla para que el pollo quede jugoso. El modo más fácil de saber si la carne está lista es hacer un corte en el centro de un pechuga; si aparece rosada, necesita más tiempo. Sirve el pollo y la salsa con ensalada verde aderezada con aceite de oliva y vinagre balsámico o vinagre de vino tinto si prefieres un sabor más ácido.

A tener en cuenta

◆ El mejor pollo es el biológico, porque está alimentado con productos naturales, y sin piel, porque la piel posee abundante grasa
innecesaria. Las pechugas son preferibles al muslo o las alas, ya
que su carne no es tan grasa.

◆ Las guindillas serranas son finas y verdes, más picantes que los
jalapeños. Si lo prefieres, puedes sustituirlas por jalapeños.

◆ Añade tomate y pimiento a la salsa para incrementar su poder
antioxidante.

Ensalada de primavera con salsa de rúcula

Valor ORAC aproximado: 5.120

4-6 RACIONES

Ensalada

5 tazas de hojas de lechuga variadas, para ensalada

1 manzana Granny Smith grande, troceada

1 pera roja grande, troceada

¾ de taza de tomates cherry, partidos por la mitad

¼ de taza de piñones tostados

½ taza de queso azul desmenuzado

Salsa

⅓ de taza de piñones tostados

1 diente de ajo grande

2 puñados de rúcula

¼ de taza de vinagre balsámico

⅓ de taza de aceite de oliva virgen extra

Sal y pimienta negra recién molida

En un cuenco grande mezcla todos los ingredientes de la ensalada. Bate los elementos de la salsa y añade más vinagre balsámico si prefieres un sabor más dulce. En lugar de verter todo el aceite de golpe, puedes ir agregándolo poco a poco para conseguir una consistencia espesa y cremosa, parecida a la salsa pesto. Sazona la ensalada con sal y pimienta y mézclala. Vierte la salsa por encima y remuévelo todo.

A tener en cuenta

◆ El calor extrae los aceites naturales de los frutos secos; de ahí que tostados tengan más sabor que secos. Calienta una sartén a fuego medio alto y deposita los piñones. Remueve con frecuencia para que no se quemen. Retíralos de la sartén en cuanto notes un aroma cremoso y tostado.

◆ Compra una porción de queso azul y desmenúzalo tú mismo. Si prefieres no tocar el queso, córtalo en dados pequeños. No lo compres ya desmenuzado; ¡lo ha hecho una máquina, no unas manos humanas!

◆ Si quieres servir esta ensalada como plato principal, añade más verduras de temporada y tropezones de pollo asado. Acompáñalo con una tortita de trigo integral.

Ensalada de farro

Valor ORAC aproximado: 1.000

6-8 RACIONES

2 tazas de farro semiperlado

1 calabacín, cortado por la mitad a lo largo y luego en rodajas
de ½ cm aproximadamente

Aceite de oliva virgen extra

Vinagre balsámico

Albahaca, orégano y perejil secos

200 g aproximadamente de mozzarella fresca en salmuera,
cortada en dados pequeños

225 g aproximadamente de pimiento rojo asado en conserva,
picado

1 pellizco de mejorana seca

Zumo de ½ limón

Sal y pimienta negra recién molida

Hierve el farro en agua salada igual que si preparases pasta (no hace falta medir el agua). Cuécelo hasta que esté al dente. Cuélalo y resérvalo.

Precalienta el horno a 200 °C. Rocía una bandeja de horno con aceite de oliva. Extiende las rodajas de calabacín sobre la bandeja. Añádeles aceite y vinagre, espolvorea la sal y la pimienta y agrega albahaca, orégano y perejil al gusto. Hornea hasta que el calabacín empiece a arrugarse y esté blando al tacto.

Para montar la ensalada, mezcla la mozzarella y las verduras con el farro. Añade un poco más de aceite, mejorana y limón, y luego sazónalo al gusto con sal y pimienta. Sírvela fría o recién preparada, para que el calor del farro derrita la mozzarella.

A tener en cuenta

◆ Sustituye el calabacín por espárragos y/o coles de Bruselas o, simplemente, añádelos, para que el plato sea más crujiente y tenga más antioxidantes.

◆ ¡Echa un vistazo a la etiqueta del farro! Dependiendo del tipo que sea, hay que dejarlo en remojo toda la noche. Escoge uno que se cueza en 20 minutos.

◆ La mejorana está emparentada con el orégano. Si no la encuentras, emplea orégano seco.

◆ Experimenta cuanto quieras con hierbas y especias, porque tienen puntuaciones ORAC muy altas.

Saludable ensalada de pasta al estilo italiano

Valor ORAC aproximado: 980

4 RACIONES

4 tazas de pasta integral tipo *penne*

¼ de taza de piñones tostados

2 tazas de tomates cherry cortados por la mitad o en cuartos

1 taza de mozzarella fresca en salmuera, en dados pequeños

1 manojo de albahaca fresca, en tiras finas

4 cucharadas de aceite de oliva virgen extra

Sal y pimienta negra recién molida

Lleva una cazuela grande de agua a ebullición. Añade un pellizco generoso de sal y un chorrito de aceite. Cuando el agua hierva, añade la pasta y déjala cocer hasta que esté al dente, entre 8 y 10 minutos. Escurre la pasta pero no la enjuagues.

Para tostar los piñones, calienta una sartén a fuego medio alto. Vierte los piñones y remuévelos con frecuencia para que no se quemen. En cuanto notes un aroma cremoso y tostado, retíralos de la sartén.

Mezcla todos los ingredientes en una ensaladera. La pasta caliente derretirá ligeramente la mozzarella.

A tener en cuenta

◆ Si prefieres una versión baja en carbohidratos, utiliza verduras de hoja como espinacas o rúcula en lugar de la pasta, añade un chorrito de vinagre balsámico y mezcla.

◆ Experimenta con otras verduras y hierbas. Los vegetales altos en ORAC incluyen alcachofas, grelos, espinacas y espárragos. El tomillo también puntúa alto en ORAC.

Beneficiosa ensalada Cobb con vinagreta

Valor ORAC aproximado: 8.360

4-6 RACIONES

Ensalada

5 tazas de espinacas

1 taza de champiñones en rodajas

½ taza de zanahoria rallada

½ pepino grande, en dados

½ lata de alubias blancas

1 aguacate grande, en dados

4 lonchas de beicon de pavo, asado o a la plancha sin aceite
   hasta que esté crujiente

⅓ de taza de queso azul o feta, desmenuzado

Vinagreta

¼ de taza de vinagre balsámico (dulce) o de vino tinto (ácido)

½ cucharadita de mermelada baja en azúcar (cualquier sabor
   sirve)

½ cucharadita de mostaza de Dijon

½ taza de aceite de oliva virgen extra

Sal y pimienta negra recién molida

Mezcla los ingredientes de la ensalada en un cuenco grande. En uno más pequeño, vierte el vinagre, añádele la mermelada y la mostaza y luego ve agregando el aceite despacio al mismo tiempo que bates la mezcla. Si lo haces así, el aceite y el vinagre se emulsionarán y crearán un aderezo cremoso, sin gotitas. Sazona con sal y pimienta al gusto. Vierte el aliño en la ensalada y mezcla.

A tener en cuenta

◆ Los champiñones crimini o las setas de ostra (gírgolas) tienen buen sabor, pero puedes usar tranquilamente champiñones comunes.

◆ El pepino inglés constituye una buena alternativa frente al común, porque no tiene la piel tan dura y carece de semillas grandes.

◆ Añade manzanas y uvas para potenciar el sabor y aumentar el poder antioxidante del plato.

◆ Cuando prepares la vinagreta, utiliza una proporción de 1 parte de vinagre por cada 2 de aceite. Puedes usar más o menos de cada cual en función de lo que requiera la receta, pero mantén la proporción.

Ensalada Caprese

Valor ORAC aproximado: 1.711

4-6 RACIONES

2 tazas (o más) de vinagre balsámico
450 g de mozzarella de búfala, cortada en lonchas de ½ cm
   aproximadamente
1 manojo de albahaca
3 tomates corazón de buey grandes, cortados en rodajas de
   1 cm aproximadamente
Aceite de oliva virgen extra
Sal y pimienta negra recién molida

En una cazuela grande, vierte 2 tazas o más de vinagre balsámico (cualquier tipo sirve). Llévalo a fuego lento durante un mínimo de 20 o 30 minutos, sin perderlo de vista. Procura que no rompa a hervir, con un hervor suave será suficiente. Cuando el vinagre se haya espesado (reducido a menos de la mitad y con un aspecto glaseado), retíralo del fuego. Otra manera de saber si está listo será hundir una cuchara de metal; el vinagre debería cubrirla como si fuera jarabe. Deja que se enfríe.

Extiende las lonchas de mozzarella sobre una fuente y corona cada pieza con una hoja grande de albahaca y una rodaja de tomate. Vierte la reducción de vinagre balsámico sobre la ensalada dibujando líneas muy finas (muy poco dará para mucho), y haz lo mismo con el aceite. Sazona con sal y pimienta al gusto.

A tener en cuenta

◆ Combinar el tomate con aceite de oliva potencia sus propiedades nutritivas.

◆ En lugar de usar tomates corazón de buey, prueba con tomates antiguos o de herencia para obtener sabores y colores variados.

COMIDA PRINCIPAL

Pechugas de pollo a la parrilla marinadas en salsa de jengibre y albaricoque

Valor ORAC aproximado: 641

4 RACIONES

- 4 pechugas de pollo sin piel y deshuesadas
- 1 cucharada colmada de mermelada de albaricoque baja en azúcar
- ½ cucharadita de aceite de sésamo
- ½ cucharada de jengibre fresco picado o ¼ de cucharada de jengibre molido
- 1 cucharada de mostaza de Dijon o marrón
- 4 cucharadas de vinagre de sidra
- ¼ de taza de aceite de oliva virgen extra
- 1 diente de ajo grande, picado

Introduce las pechugas de pollo en una bolsa de plástico con cierre y añade el resto de ingredientes. Antes de cerrar la bolsa, extrae todo el aire que puedas. Impregna bien el pollo con la mezcla moviendo la bolsa y amasando con los dedos. Refrigera la bolsa con el pollo en el estante inferior de la nevera un mínimo de 2 a 4 horas.

Extiende las pechugas de pollo en una parrilla caliente, una plancha o una sartén y cocínalas de 4 a 5 minutos por cada lado. Cubre la parrilla o la plancha para que el pollo quede jugoso. El modo más sencillo de saber si la carne está hecha consiste en hacer un corte en el centro de una pechuga; si el pollo aparece rosado, necesita más tiempo.

A tener en cuenta

◆ Puedes sustituir el pollo por salmón salvaje.

◆ Acompaña el plato con ensalada o verduras para asegurarte de comer suficientes vegetales.

◆ Añade arroz integral o algún otro cereal si quieres sumar fitonu-trientes.

Berenjena y calabacín a la parrilla

Valor ORAC aproximado: 2.177

4 RACIONES

1 berenjena grande, cortada en rodajas de ½ o 1 cm.
2 calabacines verdes, cortados por la mitad a lo largo y luego
en rodajas gruesas
Sal y pimienta negra recién molida
Perejil, albahaca y orégano secos
Vinagre balsámico
Aceite de oliva virgen extra

Espolvorea un pellizco de sal sobre cada rodaja de berenjena para extraer el exceso de líquido. Pasados entre 10 y 15 minutos, sécalas con papel de cocina. Dispón las rodajas de berenjena y calabacín sobre una bandeja de horno. Sazónalas con sal, pimienta y tantas hierbas secas como quieras, y aplástalas para que el aderezo quede bien adherido. Rocíalo todo con aceite y vinagre. La berenjena absorberá mucho líquido, así que sé generoso. Deposita las verduras en una parrilla precalentada y cocínalas de 2 a 4 minutos por cada lado. Dales la vuelta una vez. Si las haces a la barbacoa, recuerda que se asarán más rápido que en una parrilla eléctrica o en una plancha.

Superensalada mediterránea

Valor ORAC aproximado: 4.475

4 RACIONES

I taza de quinua o de cuscús integral, sin cocinar

450 g de corazones de alcachofa, picados

½ taza de aceitunas Kalamata deshuesadas, cortadas por la
mitad o picadas

220 g aproximadamente de pimientos rojos asados, en
conserva, troceados

½ taza de queso feta bajo en grasa, desmenuzado

I taza de tomates cherry, cortados por la mitad

½ cebolla roja pequeña, muy picada

I cucharada de orégano fresco, muy picado

I cucharada de menta fresca, muy picada

I pellizco de pimienta roja en copos

Zumo de I limón

4 cucharadas de aceite de oliva virgen extra

Sal y pimienta negra recién molida

Prepara la quinua o el cuscús siguiendo las instrucciones del envase. Deposita los corazones de alcachofa, las aceitunas, el pimiento, el queso, los tomates, la cebolla, el orégano, la menta y los copos de pimienta en una ensaladera y rocía la mezcla con zumo de limón y aceite. Déjalo en la nevera de 15 a 20 minutos para que se combinen los sabores. Añade la quinua o el cuscús.

A tener en cuenta

◆ Puedes servir la ensalada como acompañamiento de unos filetes de salmón o de pollo. También puedes añadir pollo o atún blanco para darle más consistencia al plato.

◆ Si no encuentras cuscús integral, usa el que tengan en el supermercado.

◆ Puedes sustituir los tomates cherry por antiguos.

◆ Experimenta con las cantidades de cebolla roja, orégano, menta y copos de pimienta roja; todos estos ingredientes puntúan alto en la escala ORAC.

Pizza vegana de verduras a la parrilla

Valor ORAC aproximado: 545

4 RACIONES

2 champiñones portobello medianos, en rodajas

1 cebolla roja mediana, en rodajas finas

1 calabacín amarillo pequeño, en rodajas finas

1 cucharada de aceite de oliva virgen extra

Sal y pimienta negra recién molida

Masa de pizza integral

2 tomates pera, cortados en rodajas finas

½ taza de mozzarella desnatada, rallada

¼ de taza de albahaca fresca, picada

Precalienta la parrilla la plancha o la sartén a temperatura media. Rocía los champiñones, la cebolla y el calabacín con aceite y sazónalos con sal y pimienta. Cocina las verduras, tapadas, durante 6 minutos aproximadamente, hasta que estén tiernas y oscuras. Dales la vuelta una vez. Retíralas de la parrilla y separa los aros de cebolla.

Precalienta el horno a 200 °C. Rocía o unta aceite en una bandeja de horno. Extiende la masa de pizza con las manos o con un rodillo sobre una superficie enharinada. Puedes darle la forma que quieras; no hace falta que sea perfecta. Deposita la masa cruda sobre la bandeja, rocíala con aceite y hornéala hasta que esté crujiente.

Retira la base del horno y añade de inmediato las verduras asadas, los tomates y el queso, y devuelve la pizza al horno hasta que la mozzarella se haya derretido. Espolvorea albahaca por encima.

A tener en cuenta

◆ Si la pizza quedara demasiado seca para tu gusto, añade salsa marinara baja en sal. Asegúrate de comprar salsa marinara o de espaguetis y no salsa de pizza.

◆ Cambia las verduras o añade otras distintas. ¡Sé creativo!

◆ Si notaras que la base te está quedando demasiado gruesa, emplea solo la mitad de la masa.

◆ Si quieres más proteínas, agrega pollo a la parrilla o a la plancha. Como no vas a hornear la pizza demasiado rato, prepara el pollo antes y añádelo junto con las verduras asadas.

Judías negras de Anna

Valor ORAC aproximado: 5.800

6-8 RACIONES

- 2-3 tazas de judías negras (1 bolsa pequeña)
- 6-12 tazas de agua
- 1-2 hojas de laurel
- 1 cucharadita rasa de comino molido, o al gusto
- 1 pellizco generoso de sal marina
- ½ cebolla blanca pequeña, en rodajas
- 2-3 dientes de ajo
- 1-2 guindillas secas (también se puede utilizar jalapeño o pimienta roja en copos)

Deja las alubias en remojo toda la noche para reducir a la mitad el tiempo de cocción. Si lo haces, necesitarás menos agua a la hora de hervirlas, porque no absorberán tanta. Para cocer las alubias, calienta una olla grande de agua a fuego vivo (3 o 4 tazas de agua por cada taza de alubias). Añade todos los ingredientes. La cantidad de comino dependerá de lo fuerte que te guste el plato. Llévalo a ebullición y, una vez que hierva, baja el fuego. Cocina el guiso a fuego lento durante un par de horas. Vigila las alubias, remueve de vez en cuando y comprueba el sabor para confirmar que el punto de sal sea correcto.

A tener en cuenta

- Si no tienes alubias negras, usa algún otro tipo, como rojas o pintas.

- Añade pimienta roja en copos, que puntúa alto en la escala ORAC, para conseguir un plato más picante y sabroso.

Salmón especiado

Valor ORAC aproximado: 1.848

PARA 4 RACIONES

2 cucharaditas de guindilla molida

1 cucharadita de comino molido

1 cucharadita de azúcar moreno

1 pellizco de sal

Pimienta negra recién molida

2-3 cucharadas de aceite de oliva virgen extra

4 filetes (150 g) de salmón salvaje

Zumo de ½ naranja

Gajos de naranja, para decorar

Mezcla la guindilla molida, el comino, el azúcar moreno, la sal y la pimienta en un cuenco pequeño. Frota la mezcla con las manos en cada filete de salmón.

Calienta en una sartén antiadherente 1 o 2 cucharadas de aceite y cocina los filetes de dos en dos. Si los preparas todos juntos, la temperatura del aceite descenderá y no conseguirás una textura rica y crujiente en la parte exterior del salmón.

Dales la vuelta una vez a los filetes y rocíalos con el zumo de naranja. El pescado está listo cuando la carne se separa en capas y la puedes desmenuzar con el tenedor. Decora el plato con gajos de naranja.

A tener en cuenta

◆ Sirve el salmón con arroz integral, ensalada o verduras salteadas al estilo de las que encontrarás en la siguiente receta.

◆ Experimenta con otras hierbas o especias que puntúen alto en ORAC, como cúrcuma, curry y estragón.

Verduras salteadas

Valor ORAC aproximado: 3.155

4 RACIONES

2 cucharadas de aceite de oliva virgen extra

¼ de cebolla blanca o roja, troceada

1 diente de ajo grande, muy picado

400 g de espárragos (2 tazas aproximadamente), en tercios

1 calabacín verde mediano, en rodajas o medialunas

1 calabacín amarillo mediano, cortado en rodajas o en medialunas

1 cucharada de perejil fresco picado

Zumo de ½ limón

Sal y pimienta negra recién molida

Calienta el aceite en una sartén grande a fuego medio alto. Aña-de la cebolla y el ajo y sofríelos hasta que empiecen a desprender aromas, alrededor de 1 minuto. Agrega los espárragos y, pasados unos minutos, incorpora el calabacín, el perejil y el zumo de limón. Sazona con sal y pimienta al gusto.

A tener en cuenta

◆ Descarta el extremo grueso de los espárragos; es duro y correoso.

◆ Cuando sofrías o cocines verduras, empieza por las más firmes porque requieren más tiempo de cocción. Los calabacines se que-darán pochos si los añades al mismo tiempo que los espárragos.

◆ La elección de las verduras depende de ti, así que diviértete. Prueba a agregar hortalizas de distintos colores, como pimientos, calabaza y berenjena.

Pastel de carne de pavo

Valor ORAC aproximado: 2.780

6 RACIONES

1 rebanada grande de pan integral, sin corteza y desmenuzada

¼ de taza de caldo de pollo bajo en sodio

½ kilo de pavo magro picado

1 huevo grande

¼ de taza de cebolla muy picada

¼ de taza de pimiento muy picado

½ de taza de perejil fresco muy picado

1 cucharadita de salsa de rábano picante

1 cucharadita de mostaza de Dijon

1 cucharadita de salsa inglesa (tipo Worcestershire)

½ cucharadita de sal

1 pellizco de pimienta negra recién molida

4-6 boniatos medianos

450 g de nata agria ligera, yogur natural o yogur griego

2 cucharadas de cebollino fresco

Precalienta el horno a 180 °C. Vierte todos los ingredientes excepto los boniatos, la nata agria y los cebollinos en un cuenco grande y mézclalos hasta obtener una masa. Rocía un molde de pan u otro molde hondo con aerosol culinario para engrasar o úntalo con aceite. Introduce la mezcla en el molde y hornéala sin tapar durante 1 hora aproximadamente.

Mientras el pastel de carne está en el horno, pincha los boniatos con un tenedor y deposítalos en una bandeja de horno ligeramente engrasada. Hornéalos alrededor de 1 hora o hasta que puedas pincharlos fácilmente con un tenedor o un cuchillo.

Cuando el pastel de carne esté listo, deja que se enfríe durante 10 minutos, pasa un cuchillo de mantequilla por los bordes para soltarlo y vuélcalo en una fuente. Corta los boniatos por la mitad o en cuartos y disponlos alrededor del pastel. Corona cada porción de boniato con una buena cucharada de nata agria o yogur y espolvorea el cebollino por encima.

A tener en cuenta

◆ Los boniatos son excelentes para la salud; están repletos de antioxidantes.

◆ Mezcla algún cereal integral, como avena, cebada o espelta, con la masa de carne para que el pastel sea todavía más saludable.

Sofrito de kale y calabaza asada

Valor ORAC aproximado: 1.954

4 RACIONES

1 calabaza tipo violín

1 manojo de col rizada (kale)

2-3 cucharadas de aceite de oliva virgen extra

1 chalota muy picada

2 dientes de ajo, muy picados

½ taza de piñones tostados

¼ de taza de queso parmesano en virutas

1 pellizco de pimienta roja en copos

Sal y pimienta negra recién molida

Precalienta el horno a 200 °C. Corta la calabaza por la mitad y retira las semillas. Rocía una bandeja de horno con aerosol culinario antiadherente y deposita la calabaza boca abajo (al retener el calor, se cocinará mejor). Ásala en el horno hasta que esté blanda al tacto por el centro. Retírala y deja que se enfríe. Una vez fría, haz cortes a lo largo y a lo ancho en la parte interior de la calabaza y extrae la carne en gajos con una cuchara grande. Corta los gajos en dados del tamaño de un bocado.

Retira los tallos duros de la col kale. Corta las hojas a lo largo y luego a lo ancho. A continuación lávalas y sécalas con unos toques de papel de cocina. Calienta el aceite en una sartén y añade las hojas de kale. Pasado un minuto incorpora la chalota, el ajo, los copos de pimienta roja, la sal y la pimienta. Saltea 3 minutos aproximadamente antes de agregar los dados de calabaza y los piñones a la sartén, para sofreírlo todo otro minuto más. Lleva la mezcla a una fuente y espolvoréala con virutas de parmesano.

A tener en cuenta

◆ Tostar los piñones realza su sabor. Calienta un cazo a fuego medio alto, añade los piñones y ve removiéndolos para que no se quemen. Tan pronto como huelas un aroma cremoso y tostado, retira los piñones del cazo.

◆ En lugar de comprar el queso rallado, opta por un taco de parmesano y corta virutas con un pelador de patatas.

◆ Sustituye las verduras de la receta por otras como acelgas, diente de león, espinacas u hojas de remolacha para crear distintos sabores y texturas.

◆ Para preparar esta receta durante todo el año, puedes usar tanto calabazas de invierno como de verano.

TENTEMPIÉS

Deliciosos montaditos italianos

Valor ORAC aproximado: 15.825

6-8 RACIONES

- 5-6 tomates antiguos (de distintos colores), cortados en dados pequeños.
- 1 diente de ajo grande, muy picado
- ½ cebolla roja, muy picada
- 1 puñado generoso de albahaca fresca, cortada en tiras muy finas
- 8-10 hojas de menta fresca, cortadas en tiras muy finas
- 1 taza de aceite de oliva virgen extra
- ¾ de taza de vinagre balsámico
- Sal y pimienta negra recién molida
- 1 barra de pan

Precalentar el horno a 200 °C.

Introducir los dados de tomate en un colador para escurrirlos. Mezclar los tomates escurridos, la cebolla, el ajo, la albahaca y la menta en un cuenco grande con el aceite y el vinagre, y sazonar con sal y pimienta al gusto. Dejar reposar la mezcla durante un mínimo de 30 minutos para que los sabores se combinen.

Cortar la barra en rebanadas para montaditos. Rociar un poco de aceite y una pizca de sal en cada una. Disponer las rebanadas en una bandeja de horno y hornear hasta que la parte superior se haya tostado y dorado por los bordes. Extraerlas del horno y dejar que se enfríen por completo.

Depositar una cucharada o dos de la mezcla vegetal sobre cada rebanada de pan como aperitivo o tentempié sano.

A tener en cuenta

◆ Puedes preparar la mezcla de tomate de antemano y guardarla en la nevera o en el congelador. ¡Este aperitivo triunfará en las fiestas!

Ensalada dulce de manzana y zanahoria

Valor ORAC aproximado: 24.780

2 RACIONES

2 manzanas Granny Smith grandes, cortadas en bastones finos

1 taza y ½ de zanahoria rallada

½ taza de yogur natural desnatado

1 puñado de uvas pasas

1 cucharadita de canela molida

1 pellizco de jengibre molido

1 pellizco de curry en polvo

Deposita los bastones de manzana y la zanahoria rallada en una ensaladera. Añade el yogur, las pasas, la canela, el jengibre y el curry y mézclalo bien. Deja la mezcla un mínimo de 30 minutos en la nevera para que los sabores se combinen.

A tener en cuenta

◆ Sirve esta ensalada como acompañamiento o como relleno de tortitas de trigo o gofres.

◆ Añade granola para conseguir un tentempié más consistente.

◆ Experimenta con distintos tipos de manzanas; en la lista ORAC encontrarás diferentes variedades. Si no las pelas, el valor ORAC aumenta.

Salsa tzatziki

Valor ORAC aproximado: 8.760

2 RACIONES

2 dientes de ajo, muy picados

2 pepinos persas o ½ pepino inglés, rallados, cortados en tiras
o picados en dados pequeños.

¼ de taza de menta fresca, picada

2 tazas de yogur griego natural, desnatado

Zumo de ½ limón

1 cucharada de aceite de oliva virgen extra

Sal y pimienta negra recién exprimida

Mezcla el ajo, el pepino y la menta en un cuenco grande con el
yogur, el zumo de limón y el aceite. Sazona con sal y pimienta al
gusto. Deja que repose de 30 minutos a 1 hora para que el yogur
absorba los sabores. Sirve con bastones de verdura como salsa para
mojar o con un pan pita de trigo integral.

A tener en cuenta

◆ La salsa tzatziki es versátil en grado sumo. Ofrece una base excelente para espesar salsas, funciona como sustituto de la mayone-
sa, para mojar o en bocadillos, y como acompañamiento de pollo
y pescado.

◆ El yogur griego es preferible para esta receta porque contiene
menos agua que el normal.

◆ Los pepinos persa e inglés tienen semillas tiernas y una piel blanda que no hace falta retirar. Sin embargo, puedes usar otro tipo de pepino si lo prefieres. Comer esta hortaliza con piel incrementa su valor antioxidante.

Rollitos de pavo para chuparse los dedos

Valor ORAC aproximado: 1.500

1-2 RACIONES

2 hojas de lechuga romana

4 lonchas de pechuga de pavo, asadas

2 cucharadas de mostaza marrón

2 lonchas de queso cheddar

Extiende dos lonchas de pavo sobre una hoja de lechuga romana, previamente lavada. Esparce una cucharada de mostaza sobre la carne y completa con una loncha de queso cheddar. Haz lo mismo con la segunda hoja. Enrolla las hojas y tendrás un tentempié saludable y rebosante de proteínas.

A tener en cuenta

◆ Puedes usar pollo, pescado, humus o verduras asadas en lugar de pechuga de pavo.

◆ Asegúrate de no emplear carne procesada. Nunca utilices carnes ahumadas, que casi siempre llevan aditivos y conservantes.

◆ Para incrementar el poder antioxidante de esta receta, añade más verduras al rollito, como brócoli, espinacas o zanahoria.

Barritas de granola saludables

Valor ORAC aproximado: 25.900

2-4 RACIONES

2 tazas de copos de avena tradicionales

½ taza de semillas de girasol, crudas

1 taza de almendras en hojuelas

½ taza de germen de trigo

½ taza de miel

¼ de taza de azúcar moreno, compactado

2 cucharadas de mantequilla y un poco más para el molde

2 cucharaditas de extracto de vainilla

½ cucharadita de sal kosher

2 tazas de fruta seca picada, cualquier combinación con
albaricoques, cerezas o frutos del bosque

Precalienta el horno a 180 °C. Engrasa un molde de cristal para horno de 22 x 22 cm y resérvalo. Esparce la avena, las semillas de girasol, las almendras y el germen de trigo por media bandeja de horno. Tuesta la mezcla al horno durante 15 minutos, removiendo de vez en cuando.

Mientras tanto, combina la miel, el azúcar moreno, la mantequilla, la vainilla y la sal en una cazuela mediana y caliéntalo todo a fuego medio hasta que el azúcar esté totalmente disuelto.

Una vez que la mezcla de avena esté lista, retírala del horno y reduce la temperatura a 150 °C. Añade los ingredientes tostados a la mezcla líquida, incorpora la fruta seca y mezcla. Vierte la pasta en el molde de cristal que has preparado al principio y presiona para compactarla. Procura distribuirla de manera uniforme por el molde. Hornea durante 25 minutos. Retira el molde del horno y deja que la granola se enfríe por completo. Córtala en barritas y guárdalas en un recipiente hermético. Te durarán una semana.

A tener en cuenta

◆ Las frutas secas rebosan antioxidantes.

◆ Añade otros frutos secos, como nueces, pecanas y anacardos, para incrementar el valor nutricional de las barritas.

POSTRES

Helado *sundae* con frutos del bosque

Valor ORAC aproximado: 1.500

4 RACIONES

4 cucharadas de almendras en hojuelas, tostadas

1 taza y ½ de fresas frescas, cortadas en cuartos

1 taza y ½ de arándanos azules frescos

1 taza y ½ de frambuesas frescas

1 cucharada y ½ de vinagre balsámico

1 pellizco de pimienta negra

1 cucharadita de ralladura de limón

1 cucharadita de ralladura de naranja

½ cucharadita de extracto de vainilla

1 envase de 450 g de yogur de vainilla helado

Calienta una sartén a fuego medio alto. Añade las hojuelas de almendras y tuéstalas durante 4 minutos aproximadamente o hasta que desprendan un olor apetitoso. Retíralas del fuego. Calienta en un cazo el resto de ingredientes, excepto el helado, hasta que el líquido empiece a burbujear. Baja el fuego y mantén un hervor suave durante 15 minutos, hasta lograr una salsa espesa. Retira del fuego. Sirve caliente o frío sobre una gran cucharada de yogur helado y decóralo con las almendras tostadas.

A tener en cuenta

◆ Sustituye el helado por yogur normal. De ese modo el postre tendrá menos azúcar, pero igualmente satisfará tu antojo de dulce.

◆ Añade nueces y pecanas troceadas (tostadas o no) para un resultado más crujiente y una inyección de supernutrientes.

◆ Agregar kiwi, melocotón y mango incrementará todavía más el poder antioxidante de este postre.

Delicia de boniato

Valor ORAC aproximado: 3.682

1-2 RACIONES

1 boniato pequeño o ½ grande
½ taza de yogur desnatado, sabor vainilla o natural
1 pellizco de canela molida
2 cucharadas de almendras en hojuelas o en tiras

Precalienta el horno a 200 °C. Pincha el boniato con un cuchillo, envuélvelo en papel de aluminio y deposítalo en una bandeja de horno. Ásalo durante 30 minutos aproximadamente o hasta que todo el boniato esté cocinado. Retíralo del horno y descarta el papel de aluminio. Colócalo en un cuenco y aplástalo con un tenedor. Decóralo con el yogur, las almendras y la canela. Se come con cuchara.

A tener en cuenta

◆ Se trata de una alternativa muy saludable a los postres habituales; las almendras, la canela y los boniatos puntúan muy alto en antioxidantes.

◆ Añadir canela a cualquier postre, o al café de las mañanas, te proporcionará una buena dosis de antioxidantes.

Tartaletas de queso saludables con base de gofre de vainilla y almendras

Valor ORAC aproximado: 1.585

12 RACIONES

Base:

100 g de gofre de vainilla

½ taza de almendras en tiras

½ cucharada de canela molida

¼ de taza de semillas de lino

Aceite de oliva virgen extra

Relleno:

225 g aproximadamente de queso ricota

225 g aproximadamente de yogur griego natural

1 cucharada de sirope de arce

Ralladura de ½ lima

Ralladura de ½ limón

Zumo de ½ limón

1 cucharadita de extracto de vainilla

1 huevo

¼ de taza de harina blanca

2 tazas de arándanos azules, moras y/o frambuesas, frescos

Precalienta el horno a 180 °C. Bate todos los ingredientes de la base en un procesador de alimentos hasta que la mezcla recuerde a la harina (si hay trozos, la base se romperá). Ve vertiendo aceite a la mezcla hasta que se amalgame. Rocía un molde de magdalenas con aerosol antiadherente de uso culinario y, con los dedos, crea las bases de las tartaletas en los huecos para las magdalenas de tal modo que la masa ascienda por los lados. Hornea hasta que la base se oscurezca y desprenda un aroma sabroso. Deja que se enfríe por completo.

En un cuenco grande, bate todos los ingredientes del relleno excepto el huevo, la harina y la fruta hasta obtener una pasta homogénea. En otro cuenco, bate el huevo con un tenedor. Añádelo a la mezcla del relleno. Agrega la harina, mezclando con una espátula, hasta incorporarla por completo.

Vierte la pasta batida en las bases frías y hornea a 180 °C hasta que puedas mover el molde y el relleno no baile. Deja que las tartaletas se enfríen antes de extraerlas del molde. Si quedaran migas pegadas al fondo, espolvoréalas por encima de las tartaletas de queso. Decóralas con frutos del bosque frescos.

A tener en cuenta

◆ El queso ricota y el yogur griego aportan un elemento saludable a la tarta de queso sin sacrificar el sabor.

◆ Los frutos del bosque frescos proporcionan un toque antioxidante ácido.

Magdalenas de plátano veganas

Valor ORAC aproximado: 1.509

10 RACIONES

1 taza de harina integral

½ taza de harina blanca

1 cucharadita de bicarbonato

1 cucharadita de levadura en polvo

½ cucharadita de sal

4 plátanos, aplastados

¾ de taza de salsa de manzana sin azúcares añadidos

3 cucharadas de aceite de oliva virgen extra

½ taza de nueces picadas, opcional

Precalienta el horno a 190 °C. Forra 10 moldes de magdalena con bases de papel para horno. En un cuenco grande, mezcla la harina integral, la harina blanca, el bicarbonato, la levadura en polvo y la sal. En otro recipiente bate los plátanos con el azúcar, la salsa de manzana y el aceite. Agrega la pasta de plátano a la mezcla seca, añade las nueces, si decides incorporarlas, y vierte la masa en los moldes de magdalena ya preparados. Hornea de 18 a 23 minutos o hasta que un palillo insertado en el centro de una magdalena salga limpio. No las dejes al horno más rato del necesario.

A tener en cuenta

◆ Las nueces aportarán un toque crujiente y una dosis extra de antioxidantes.

REFERENCIAS

Blach, James F., *The Super Anti-Oxidants: Why They Will Change the Face of Healthcare in the 21st Century*, McEvans and Co., Nueva York, 1998.

Glassman, Keri, «Keri Glassman: A Nutritious Life», septiembre de 2010, http://www.nutritiouslife.com/pdf/orac_points_portable_guide.pdf [http://nomdforme.com/wp-content/uploads/2012/08/ORAC_2011.pdf]

Mateligan, George *et al.*, *The Worlds Healthiest Foods*, The George Mateljan Foundation, 20 de septiembre de 2010, http://whfoods.com/foodstoc.php

Valores ORAC, 2010, http://oracvalues.com

Pollan, Michael, *In Defense of Food: An Eater's Manifesto*, Penguin Press, Nueva York, 2008. [*El detective en el supermercado*, Martínez Roca, Barcelona, 2009.]

Pratt, Steven G. y Kathy Matthews, *SuperFood RX: Fourteen Foods That Will Change Your Life*, HarperCollins, Nueva York, 2004.

ACERCA DE LAS AUTORAS

Tanto Mariza Snyder como Lauren Clum son expertas en quiropráctica, apasionadas y comprometidas con su trabajo. Juntas dirigen el Specific Chiropractic Center en Oakland, California, enfocado en ayudar a las personas a entender su propia capacidad de sanación. El trabajo con los pacientes ha constituido la base de este libro, por cuanto ha ayudado a las autoras a comprender que un planteamiento sencillo produce mejores resultados. Ambas se graduaron en el Life Chiropractic College West, ubicado en Hayward, California, y empezaron a ejercer juntas en 2009.

Mariza Snyder realizó sus estudios universitarios en el Mills College, con un doble grado en biología y psicología. Vive en San Leandro, California, y en su tiempo libre le gusta trabajar en el jardín, viajar y leer todo aquello que cae en sus manos.

Lauren Clum se graduó en la Universidad Estatal de Sonoma. Tras completar sus estudios de quiropráctica, estuvo ejerciendo en San José, Costa Rica, antes de regresar a su California natal. Actualmente vive con su marido, Paul, en San Leandro, donde disfrutan explorando la zona de la bahía, cocinando y pasando tiempo con sus sobrinos.

Ecosistema digital

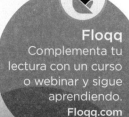

Floqq
Complementa tu lectura con un curso o webinar y sigue aprendiendo.
Floqq.com

AB

Amabook
Accede a la compra de todas nuestras novedades en diferentes formatos: papel, digital, audiolibro y/o suscripción.
www.amabook.com

Redes sociales
Sigue toda nuestra actividad. Facebook, Twitter, YouTube, Instagram.

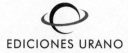